DÉPÔT LÉGAL
Rhône
N° 32
1924

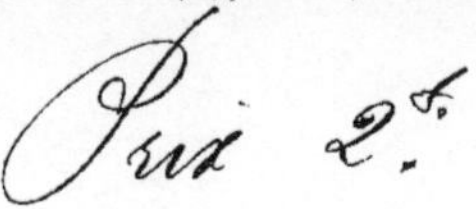

Dr René de GAULEJAC

Médecin Stagiaire au Val-de-Grâce.

AF318050

Contribution à l'étude

des

Luxations pathologiques de la hanche

chez les enfants et de leur traitement

LYON — IMP. A. REY

CONTRIBUTION A L'ÉTUDE

DES

LUXATIONS PATHOLOGIQUES

DE LA HANCHE

CHEZ LES ENFANTS

CONTRIBUTION A L'ÉTUDE

DES

LUXATIONS PATHOLOGIQUES

DE LA HANCHE

CHEZ LES ENFANTS

PAR

Le Dr René de GAULEJAC

Médecin Stagiaire au Val-de-Grâce.

LYON

A. REY & Cie, IMPRIMEURS-ÉDITEURS DE L'UNIVERSITÉ
4, RUE GENTIL, 4

1904

BIBLIOTHÈQUE NATIONALE — R. F. — IMPRIMÉS.

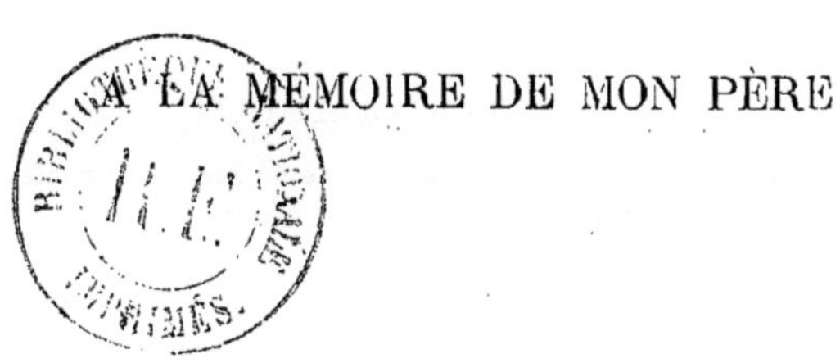

A LA MÉMOIRE DE MON PÈRE

A MA MÈRE

A MA FAMILLE

A Monsieur CLAUDOT

Médecin-Inspecteur, Directeur de l'École du Service de Santé,
Officier de la Légion d'honneur.

A Monsieur TESTUT

Professeur d'Anatomie à l'Université de Lyon,
Chevalier de la Légion d'honneur.

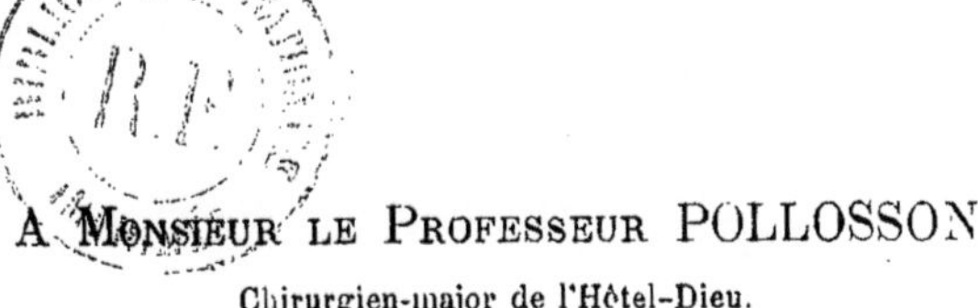

A Monsieur le Professeur POLLOSSON

Chirurgien-major de l'Hôtel-Dieu.

A M. le Professeur-Agrégé NOVÉ-JOSSERAND

Chirurgien de la Charité.

A ceux qui, dans les heures d'épreuves et durant mes études à l'École du Service de Santé, m'ont donné maints témoignages de sympathie.

INTRODUCTION

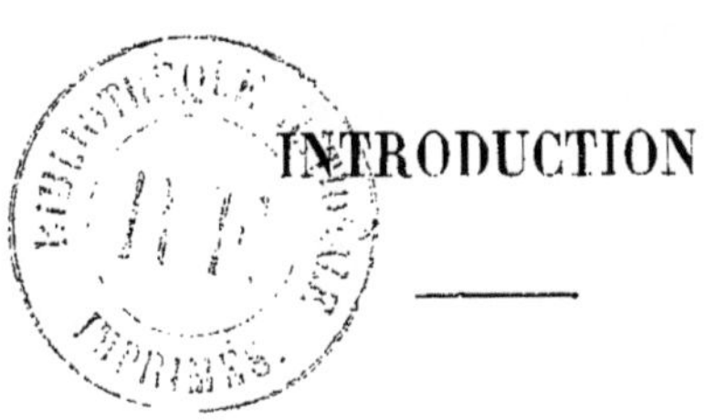

Nous nous proposons d'étudier, dans ce travail, quelques points de l'histoire et surtout du traitement des luxations pathologiques de la hanche, c'est-à-dire des déplacements qui sont la conséquence d'une lésion inflammatoire de l'articulation.

Désignées quelquefois sous les noms de luxations spontanées ou de luxations soudaines, noms inspirés par les circonstances particulières dans lesquelles elles peuvent se manifester, elles sont connues depuis Hippocrate ; mais, c'est seulement vers le milieu du siècle dernier, qu'avec les observations précises de Petit et Parise, leur histoire a commencé à s'établir sur des bases scientifiques.

Etudiées depuis, en France, par Verneuil, Reclus, Kirmisson, Nélaton, Forgue et Maubrac ; en Allemagne, par Volkmann, Bruns et Honsell, Güterbock, Pâhr, Karewski, elles ont été envisagées surtout au point de vue de leur pathogénie et de leur traitement.

Nous nous efforcerons de résumer ces travaux dans leurs points principaux.

Notre contribution personnelle a tendu à apporter quelques éclaircissements sur l'anatomo-pathologique et la pathogénie par les expériences que nous exposerons plus loin, et à discuter les problèmes intéressants que soulève le traitement, en utilisant les observations recueillies dans le service de M. Nové-Josserand.

Si notre travail a été mené à bien, nous devons en remercier notre éminent professeur de chirurgie infantile, qui nous a inspiré le sujet que nous traitons, et qui, en nous prodiguant ses conseils, nous a permis de donner à la question la valeur qu'elle méritait.

Nous lui en sommes d'autant plus reconnaissant que, durant son séjour dans sa clinique, il ne nous a ménagé ni son temps, ni sa peine pour nous exposer les principes scientifiques qui l'ont toujours guidé.

Dans le cours de nos recherches, nous avons fait appel à tous les chirurgiens qui s'étaient particulièrement intéressés à la question.

Avec une délicatesse flatteuse pour nous, MM. Sainton, Curtillet, Goudoubine, Alexandroff, Kümmer, Pâhr, Karewski, Cutulhos, Lane, auxquels nous nous sommes adressé, nous ont communiqué, par lettre, les idées personnelles qu'avait pu leur suggérer l'étude de la luxation spontanée.

Qu'ils soient assurés de nos efforts pour donner à leurs idées, avec l'interprétation qu'elles méritent, le rang qu'elles doivent occuper dans notre ouvrage, et qu'ils croient tous à nos sincères remercîments.

En abordant l'étude des luxations pathologiques de la hanche, on distingue aussitôt deux ordres de faits assez disparates : Dans le premier, le déplacement est la conséquence presque exclusive des déformations osseuses ; dans le second, au contraire, les surfaces osseuses sont peu modifiées et la cause de la dislocation réside surtout dans les parties molles.

Nous étudierons parallèlement ces deux variétés dans nos différents chapitres d'anatomo-pathologie, d'étiologie, de pathogénie et de traitement.

CONTRIBUTION A L'ÉTUDE

DES

LUXATIONS PATHOLOGIQUES

DE LA HANCHE

CHEZ LES ENFANTS

CHAPITRE PREMIER

LUXATIONS PAR DÉFORMATIONS OSSEUSES

Il faut, pour les produire, que les os aient subi des altérations de forme assez prononcées pour que, leur emboîtement ne se faisant plus, la luxation prenne naissance d'une façon toute naturelle sous l'influence combinée du poids du corps pendant la marche et de la rétraction des muscles pendant la position couchée.

La tuberculose en est la cause la plus fréquente. Nous ne pouvons pas nous étendre ici dans une description détaillée des lésions qu'elle produit et qui ont été particulièrement bien étudiées par Lannelongue.

Rappelons seulement que, dans la coxalgie, la tête fémorale et le cotyle atteints d'ostéité raréfiante, plus ou moins ramollis, se laissent déformer par la moindre force.

La pression prolongée de la tête fémorale contre le rebord postéro-supérieur du cotyle, produit l'aplatissement, l'usure de celle-ci dans sa partie postéro-supéro-interne, tandis que le bord du cotyle se creuse et recule de plus en plus loin en haut et en arrière, empiétant sur la fosse iliaque et élargissant la cavité qui devient trop grande pour la tête atrophiée et déformée qu'il doit contenir.

Cette tête suit le bord postérieur dans son déplacement, elle remonte en haut et en arrière sans sortir toutefois du cotyle et ainsi se constitue la subluxation pathologique si fréquente au cours de la coxalgie vulgaire. Un pas de plus, et c'est une luxation vraie ; que le bord postérieur du cotyle vienne à s'effacer entièrement, ou que la tête de plus en plus réduite soit écartée du bassin par un traumatisme léger, une manœuvre intempestive ou seulement l'exagération de la position d'adduction, la tête franchit la limite du cotyle et se luxe dans la fosse iliaque.

La luxation peut aussi se faire en avant, comme en témoignent les rares observations de Gérard-Marchand, Kirmisson, Lannelongue, Jalaguier, Reverdin, Burtz de Berlin, Portal et Ducros, Stanley, Bœkel et quelques autres.

Selon la démonstration de Fabre, elle ne diffère de la luxation iliaque que par une pression dirigée dans un sens différent donné en général par l'abduction du membre, et une localisation maxima des lésions à la partie antérieure des extrémités articulaires.

A côté du processus tuberculeux, l'ostéomyélite se montre capable de produire des accidents analogues. Ils sont rares dans l'ostéomyélite aiguë, qui donne plutôt les luxations dont nous parlerons plus loin. Mais, dans l'ostéomyélite subaiguë et chronique, le même travail ulcératif de la tête et du cotyle aboutit à la subluxation, puis à la luxation.

Bruns et Honsell nous rapportent 33 dislocations dues à cette infection et rattachent la production de 26 d'entre elles à des altérations osseuses.

Cardot, Pâhr, Karewski et d'autres auteurs en observent un certain nombre.

La variété iliaque domine à ce point que, sur les 33 cas de Bruns et Honsell, trois seuls étaient obturateurs.

L'arthrite sèche s'accompagnant d'ostéite raréfiante en certains points et d'ostéité condensante en d'autres, est susceptible de produire des luxations analogues ; mais, sous l'influence de l'arthrite, aussi fréquentes sont les déformations articulaires atypiques, aussi rares sont les cas de dislocation, comme l'indiquent les recherches de Reclus et de Forgue et Maubrac.

Dans ces formes de luxations, point n'est besoin de faire ressortir l'importance de la séparation des surfaces articulaires et celle des altérations osseuses prémonitoires de la dislocation.

L'ankylose, qui est au point de vue de l'évolution spontanée, la terminaison la plus favorable de ces lésions, se forme avec d'autant moins de rapidité et de solidité que les extrémités articulaires sont plus éloignées l'une de l'autre et les tissus circumvoisins plus altérés.

Le rétablissement d'une hanche à peu près normale, est d'autant plus impossible, que les déformations de la tête et du cotyle, qui sont précisément les causes de la dislocation, s'opposent à une réduction et à une immobilisation du membre en bonne attitude sans raccourcissement.

L'évolution de la luxation spontanée par modifications osseuses, comporte ainsi en elle-même un mauvais pronostic : nouvelle cause de différenciation de cette lésion et des dislocations par altération des parties molles dont nous allons aborder l'étude.

CHAPITRE II

LUXATIONS PAR ALTÉRATION DES PARTIES MOLLES

I. — ÉTIOLOGIE

La production de la luxation spontanée par altération des parties molles, nécessite des modifications articulaires bien différentes de celles des dislocations par destruction.

Ces lésions articulaires sont toujours consécutives à une arthrite, complication ou localisation d'une maladie générale.

Les premières luxations connues, se produisant dans le cours d'une infection, relèvent de la typhoïde, du rhumatisme et de la scarlatine, la première donnant lieu à elle seule à plus d'arthrites suivies de luxations que les deux autres réunies.

Kümmer en rapporte 23 cas contre 18 dus au rhumatisme et 4 à la scarlatine.

Sainton et Degez nous donnent des chiffres à peu près analogues et, sur nos huit cas personnels, trois relèvent du typhus et un de douleurs rhumatismales.

La luxation est pourtant d'une rareté relative dans ces fièvres, puisque Güterbock nous dit n'avoir vu que deux dislocations sur plus de 3000 typhiques, Korte et Völkel qu'une seule sur des milliers de rhumatisants, Hennoch, Ashby qu'un cas sur des centaines de scarlatineux.

M. Nové-Josserand, Kümmer, Pâhr, Karewski ren-
contrent encore la luxation spontanée une fois chacun
dans la rougeole et exceptionnellement dans la variole.

Deux cas dus l'un à Karewski, l'autre à Bennecke relèvent de la gonorrhée.

Une observation d'empyème du genou, suivi de dislocation de la hanche nous est donnée par Vôlkel.

Pâhr, dans une lettre personnelle, Franke, Fiorani et
nous-même citons les maladies du poumon, en particulier la pleurésie, la pneumonie et la grippe comme causes
relativement fréquentes de la lésion, objet de notre étude.

Dans les premières périodes, Volkmann observe plusieurs dislocations de la coxalgie ; Kirmisson en rapporte
5 cas, dont l'un est dû à Martin et Collineau (1832).
Joüon et Le Guichaoua en donnent chacun un exemple
typique.

A celles-ci, nous joignons celle qu'a bien voulu nous
transmettre M. Bérard.

Bruns et Honsell, sur 33 cas d'ostéomyélite, en rattachent 7 à cette variété de dislocation, et Cardot en donne
une observation.

Sainton, dans une lettre personnelle, nous dit la luxation s'être produite une fois dans le cours d'une attaque
de chorée.

Au total, nous avons :

26 cas dans thyphoïde
19 — rhumatisme
4 — scarlatine
4 — rougeole
5 — variole

A rep. 58

Report. 58

2	cas dans	gonorrhée
1	—	empyème du genou
4	—	lésions pleuro-pulmonaires
9	—	coxalgie
8	—	ostéomyélite
1	—	attaque de chorée
81	—	

L'historique de l'étiologie nous démontre que le nombre des infections susceptibles de donner lieu à la luxation pathologique, croît tous les jours.

Expérimentalement, ces dernières pouvant s'observer dans d'autres maladies, dans les infections par le Danysz en particulier (observation d'Hugel), il nous est permis d'affirmer que cette lésion peut se produire dans le cours de toutes les infections.

Une pyrexie donne plus facilement naissance à une dislocation chez un sujet en bas-âge que chez une grande personne, par ce fait que les éléments primordiaux de contention articulaire chez l'enfant sont, comme l'a bien mis en relief Sainton, les ligaments et le fibro-cartilage d'agrandissement, profondément modifiés dans la luxation pathologique.

Les rapports de l'âge avec la fréquence de la lésion chez les enfants nous ayant paru intéressants, nous avons synthétisé nos recherches qui portent sur 41 cas, dans le tableau suivant :

Le sexe intervient peu, bien qu'il y ait une prédominance de la lésion chez les garçons.

L'apparition de la dislocation se fait presque toujours

au déclin des grandes pyrexies, à peu près jamais dans leur période d'état.

Dans la coxalgie, au dire de Kirmisson, elle a lieu de 1 à 2 mois après l'inflammation bacillaire de l'article.

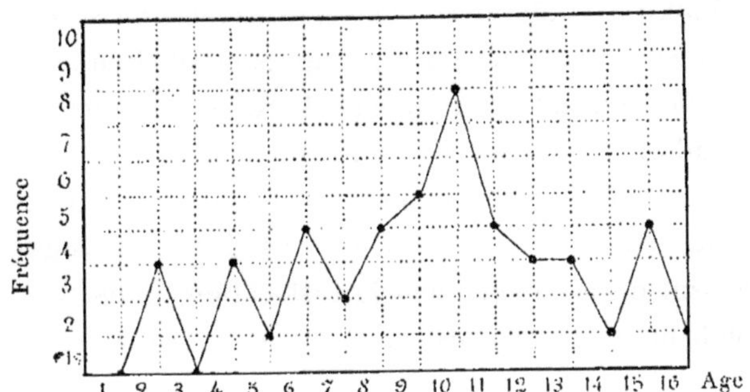

Chez la plupart des sujets, l'observation relate que l'arthrite précédant la séparation des surfaces osseuses, s'accompagne de symptômes de faible intensité et peut même évoluer d'une façon si insidieuse, que la dislocation se produit sans signe précurseur, comme en témoignent les cas de Kental Franks et de Franz Seitz, qui attribuent la lésion à une attitude vicieuse du membre.

Quelle que soit l'intensité des processus inflammatoires, si les os ne sont pas détruits, il est impossible de concevoir une séparation lente et longue des extrémités articulaires.

La luxation ne peut être que brutale, spontanée comme en témoignent particulièrement certaines observations dues à Verneuil, observations qui rapportent des cas de dislocation pendant la marche ou durant un travail peu pénible.

Or, par quel mécanisme, de telles dislocations peuvent-elles se produire ? C'est ce que va nous démontrer l'étude anatomo-pathologique de cette lésion.

II. — ANATOMIE PATHOLOGIQUE

Suivre les différents stades par lesquels passe l'article coxo-fémoral avant, durant et après la luxation, est pour nous le seul moyen de nous éclairer sur la question de la pathogénie et sur celle du traitement.

La résolution de la première nous sera donnée par l'étude des lésions primitives, c'est-à-dire de celles qui causent ou accompagnent la dislocation. Celle de la seconde nous sera permise par l'étude des lésions secondaires à la séparation des surfaces articulaires.

Malheureusement, il y a disproportion entre la connaissance des premières et celle des secondes, que les chirurgiens ont pu avoir sous les yeux dans le cours d'une intervention sanglante.

Lésions primitives.

La luxation spontanée, quelle que soit la position du sujet, a d'autant plus de tendance à être iliaque que la tête fémorale sortie du cotyle remonte par un simple glissement en haut et en arrière.

Cinq fois seulement, l'extrémité supérieure du fémur s'est luxée en avant, dans le trou obturateur.

La dislocation est presque toujours précédée de l'existence d'un épanchement intra-articulaire, comme en témoignent les premiers Petit, Parise et Hüter.

Cet épanchement peut être séreux ou purulent.

La sérosité qui, d'après Graff, Pâhr, Karewski et nous-

même, « ne sachant être d'origine métastatique, car il serait difficile d'expliquer sa présence dans l'article coxo-
fémoral » est toujours le résultat de phénomènes inflammatoires articulaires plus ou moins aigus, constitue l'exsudat normal dans les arthrites précurseurs de la disio-
cation, sauf dans celles de la typhoïde et dans quelques
rares cas ayant pour origine une autre pyrexie, en particulier le rhumatisme et la scarlatine.

Dans ces infections, Kümmer, de nombreux chirurgiens allemands et nous-même avons observé l'existence
d'arthrite suppurée, suivie de désordres périarticulaires
plus ou moins accentués.

Coexistant toujours avec cet exsudat, se trouvent des
modifications de la capsule et des ligaments, modifications marchant corollairement avec la nature de l'épanchement.

Dans le cas d'hydarthrose, Parise parle de « dilatation
capsulaire » ; Verneuil « d'affaiblissement » ; Pâhr « de
distension ».

Karewski et nous-même appuyons cette dernière manière de voir.

Avec la capsule, les ligaments ramollis se ditendent
et l'ensemble de l'appareil ligamenteux constitue après
luxation un manchon lâche, attenant d'un côté au cotyle,
de l'autre à la tête fémorale, à moins que, subissant,
comme le dit Pâhr, un mouvement de torsion, il ne
vienne en partie s'intercaler entre les surfaces articulaires
et s'opposer à leur réduction.

Dans le cas d'épanchement purulent, les lésions doivent nécessairement être plus profondes. Kümmer,
Bruns et Honsell soutiennent que la capsule est plus ou

moins distendue, déchirée en certains points et épaissie
en d'autres.

Pour nous, qui avons observé trois cas d'arthrite suppurée, la certitude d'une capsule forée de pertuis puru-
lents plus ou moins abondants, est indéniable, comme en
témoigne la présence d'abcès périarticulaires qui furent
ouverts avant la production de la dislocation.

Aux yeux de nombreux chirurgiens, les faits anatomo-
pathologiques se bornent à ces considérations.

Mais Sainton fait intervenir, à titre d'hypothèse sans
doute, des modifications apportées dans le bourrelet fibro-
cartilagineux ; or, cette hypothèse est d'autant plus ra-
tionnelle que, suivant la démonstration de l'auteur, le
bourrelet d'agrandissement contribue puissamment au
maintien de la tête fémorale dans la cavité cotyloïde.

Malgré la valeur de ces renseignements, aucune autopsie n'ayant permis d'observer directement ces faits
anatomo-pathologiques, un doute est naturellement permis à leur égard.

Aussi, est-ce dans le but d'éclairer les données que
nous venons d'exposer et de suppléer à leur insuffisance,
que nous nous sommes adressé à l'expérimentation.

Dans nos essais, le lapin a été notre animal de choix,
parce qu'il est un des sujets se prêtant le mieux à ce genre
d'expériences.

Injecter du bouillon de culture de staphylocoques ou
de bacilles d'Eberth atténués dans la veine saphène interne du lapin, violenter ensuite ses articles coxo-fémoraux ou y faire une injection de térébenthine, de façon à
en faire des lieux de moindre résistance où se localise-
ront les lésions : tel a été notre *modus faciendi*.

Malheureusement, tous nos essais n'ont pas été fruc-
tueux, car sur douze sujets que nous avons pris, trois seulement ont succombé ou ont été sacrifiés, présentant l'état
pathologique que nous recherchions.

Enfin, nous avons à signaler un fait qui nous a frappé
dans le cours de nos expériences et qui est bien d'accord
avec la théorie de Bouchard et Charrin sur la résistance
des animaux : un lapin de 12 à 16 mois a toujours une
force de résistance moindre qu'un lapin de 6 à 8 mois, et
il localise moins facilement les infections générales dans
la partie organique désirée.

LAPIN N° 1 (TYPE A)

Lapin mâle, dix mois.

Injection de 1/2 centimètre cube de bouillon de staphylocoques atténués dans la veine saphène interne droite et dans
l'articulation coxo-fémorale gauche.

Un traumatisme assez violent est porté au niveau des articles coxo-fémoraux pour en faire des lieux de moindre résistance.

Le lendemain, le sujet accuse des symptômes d'infection
généralisée. Son appétit est nul. Il reste couché, insensible
à ce qui est autour de lui.

De nouvelles pressions sont exercées au niveau des articles
coxo-fémoraux et, deux jours après, le lapin accuse des phénomènes douloureux au niveau des deux hanches, en particulier de la gauche.

Les douleurs articulaires croissent de plus en plus durant
huit jours et forcent le sujet à rester au repos, couché sur
son côté droit, comme pour éviter une grande pression sur
le côté gauche.

Au bout de ce temps, si on le met debout, les hanches

placées horizontalement, la cuisse gauche paraît amaigrie et le grand trochanter un peu saillant.

Pendant la marche, le sujet traîne ses membres postérieurs. Si l'on soulève l'animal par les oreilles, le membre droit touche le sol, tandis que le gauche est relevé. Le lendemain, le lapin est sacrifié et l'autopsie faite.

A l'inspection, la hanche gauche, plus saillante que la droite, est reportée un peu en avant de sa position normale. Elle n'est plus qu'à 16 millimètres de la colonne vertébrale, au lieu de 2 centimètres.

Les méplats peu prononcés qui existent normalement autour de l'articulation ont disparu, en raison, comme devait le montrer la suite de l'autopsie, de la distension de la capsule articulaire remplie de pus.

A distance, au contraire, de l'articulation, des méplats intermusculaires ont apparu, dus à l'atrophie des muscles.

A 1 centimètre au-dessus de la rotule, la circonférence du membre gauche a 3 millimètres de moins que celle du membre opposé.

A 3 centimètres au-dessous du grand trochanter, la circonférence a 5 millimètres de moins à gauche.

L'atrophie, recherchée avec soin, porte sur les fessiers, les pelvi-trochantériens et le triceps. Les muscles adducteurs sont intacts et similaires des deux côtés.

Par le toucher, le grand trochanter paraît en arrière et la tête reportée en avant. Tout fait présumer une subluxation en avant, hypothèse que démontre la suite de l'autopsie. L'articulation mise à nu, on trouve une distension de la capsule articulaire, qui permet des mouvements de grande amplitude de la tête fémorale.

La capsule ouverte n'est nullement épaissie, sauf à la partie inférieure. En revanche, il sort de l'article un pus épais qui nous fait rechercher les lésions intra-articulaires.

Le fibro-cartilage d'agrandissement de la cavité cotyloïde se trouve excessivement rouge, mais sans villosités ni sinuosités très nettes.

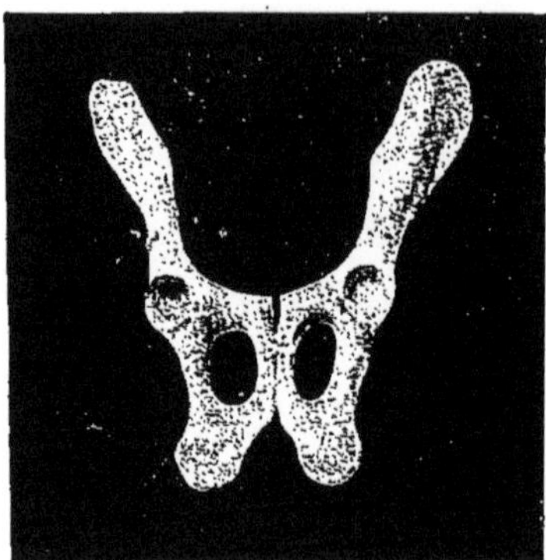

Fig. 1. — Léger évasement du cotyle dû à une altération
du bourrelet fibro-cartilagineux.

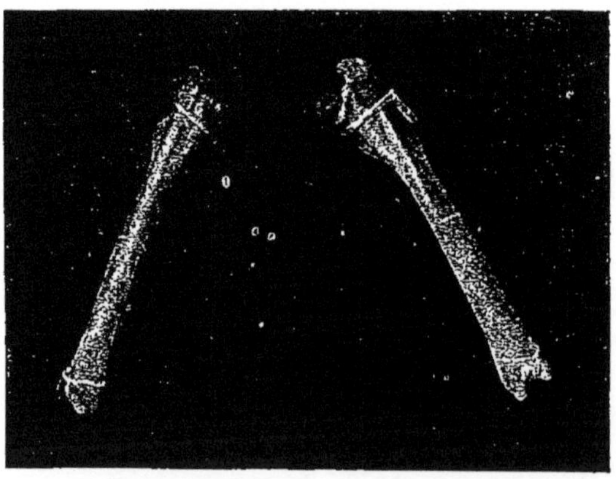

Fig. 2. — Aplatissement de la tête fémorale consécutif
à une destruction cartilagineuse partielle.

Du côté de la surface articulaire de la cavité cotyloïde, il y a à noter la disparition du cartilage à la partie antéro-supérieure de l'articulation. Sur tout le reste de son étendue, le cartilage paraît macroscopiquement intact. L'arrière-fond de la cavité cotyloïde est rempli d'une matière séro-purulente en rapport avec le tissu cellulo-adipeux qu'il contient normalement.

La tête du fémur, qui était subluxée en avant et en rotation externe est légèrement aplatie. L'insertion du ligament rond paraît faible, le ligament étant lui-même allongé et diminué de calibre.

En résumé, distension partielle de la capsule aux points où la luxation tend à se produire, épaississement capsulaire aux points opposés, accumulation de pus dans l'article, inflammation du bourrelet fibro-cartilagineux, ainsi que du cartilage, qui est légèrement détruit en avant de la cavité cotyloïdienne, atrophie musculaire limitée, telles sont les caractéristiques de la subluxation de la hanche en avant.

LAPIN N° 2 (TYPE B)

Lapin, dix mois.

Injection intra-veineuse, dans la saphène interne droite, de 1/2 centimètre cube de bouillon de bacilles d'Eberth atténués. Un traumatisme assez violent est porté au niveau de la hanche droite.

Quatre jours après, le lapin ne présentant aucun signe d'infection localisée et ne mangeant plus, une injection de térébenthine est faite dans l'article coxo-fémoral droit.

Deux jours après, le sujet accuse une douleur violente au niveau de cette hanche ; le grand trochanter est un peu remonté et rejeté en avant. Au toucher, on sent la tête fémorale en haut et en arrière de la cavité cotyloïde.

Quand on soutient l'animal par les oreilles, le membre inférieur droit est raccourci et en légère rotation interne. Six jours après la présentation de ces symptômes, le lapin meurt et il donne à l'autopsie :

Saillie accentuée de l'extrémité supérieure du fémur droit, qui se trouve plus rapprochée de 1 centimètre de la colonne vertébrale que celle de son congénère et qui est placée à 6 ou 7 millimètres en arrière du plan horizontal passant par la gauche.

Les muscles, d'un gris ardoisé à droite, forment, au niveau des fessiers une bosselure assez prononcée, que la suite de l'autopsie nous démontre due à un exsudat inflammatoire sous-musculaire, et se trouvent, au contraire, aplatis dans la moitié inférieure de la cuisse, où le périmètre du membre a plus de 1 centimètre de moins que celui du membre opposé. Tout l'appareil musculaire de la cuisse droite est atrophié, en particulier les pelvi-trochantériens et les adducteurs.

Les muscles disséqués et rejetés au niveau de leurs insertions, l'articulation de la hanche présente les lésions suivantes :

La saillie trochantérienne est très prononcée : la tête est située en haut et en arrière de la cavité cotyloïde, en rotation interne.

A la place normale de la tête, on sent par le toucher l'existence d'un vide, vide qui doit correspondre à la cavité cotyloïde.

La capsule est distendue et amincie en certains points, distendue et épaissie en d'autres.

Du côté de la cavité cotyloïde, deux points de la capsule frappent surtout par leur dissemblance. En avant, en arrière et en bas, l'épaississement est tel qu'il atteint 4 millimètres en certains points. En arrière et en haut, au contraire, la capsule ligamenteuse laisse percevoir par transparence la tête fémorale luxée. Du côté de cette dernière, l'épaississement capsulaire porte sur les parties postérieures et inférieures du col fémoral.

L'articulation, ouverte aussitôt après, laisse écouler une

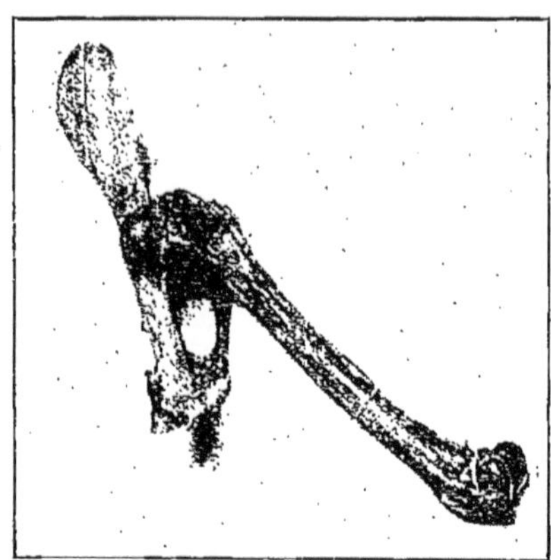

Fig. 3. — Luxation coxo-fémorale en haut et en arrière. La capsule
amincie a été enlevée au niveau de la tête du fémur. Il subsiste au
niveau du col une bride fibreuse qui l'enserre.

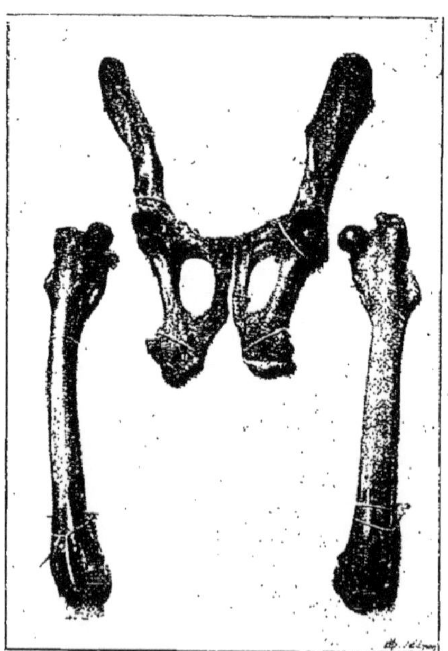

Fig. 4. — Évasement dans le sens antéro-postérieur du cotyle
érodé à sa partie supérieure. Tête légèrement aplatie.

matière séreuse assez abondante, mais non suffisante pour remplir l'espace qui sépare les surfaces osseuses.

Le ligament rond, aminci, flasque, n'a presque plus d'insertions cotyloïdiennes. Du côté fémoral, au contraire, le ligament présente des villosités nombreuses en rapport avec une inflammation qui, au lieu de le détruire, y a produit une hyperproduction du tissu.

Les surfaces articulaires n'ont guère eu le temps de se modifier.

Le cartilage de la cavité cotyloïde est un peu enflammé en haut et en arrière ; au même point, le fibro-cartilage, lui-même enflammé, présente une incurvation anormale prononcée, ayant pour résultat d'accroître l'évasement de la cavité cotyloïde. La tête fémorale a subi également le contre-coup de la luxation. A la partie postéro-supérieure, elle a subi un aplatissement très visible à l'œil nu. Le cartilage est, à ce niveau, rose foncé, mais il ne présente nulle aspérité.

En résumé, distension partielle et épaississement réactionnel de la capsule aux points opposés, exsudat inflammatoire nullement en rapport avec l'écartement des surfaces osseuses, modification du ligament rond, inflammation cartilagineuse suivie d'évasement du fibro-cartilage de la cavité cotyloïde. changements légers apportés dans la forme de la tête fémorale et atrophie musculaire généralisée, sont donc les caractéristiques de la luxation de la hanche en arrière.

LAPIN N° 3 (TYPE C)

Lapin mâle, six mois.

Inoculation, dans la veine saphène interne et la veine auriculaire droite, de 1 centimètre cube de bouillon de staphylocoques atténués et léger traumatisme porté au niveau des deux hanches.

Résultat de cette opération nul. Le sujet, se remettant à manger, est rétabli quelques jours après.

Nouvelle injection de bacilles d'Eberth atténués dans la veine saphène interne gauche, puis dans l'articulation coxo-fémorale droite. Traumatisme plus violent que la première fois, porté au niveau des deux hanches.

Deux jours après, le sujet, qui avait donné quelques signes d'infection générale, accuse des phénomènes d'arthrite, surtout à la hanche droite. Il se remet à manger. Ces phénomènes d'inflammation articulaire s'accentuent ; la tête du fémur est rejetée en avant et en haut, près de la colonne vertébrale.

La position normale du sujet est la position couchée, le train postérieur renversé pour lui donner un repos complet.

Quand on soulève le lapin, le membre droit est relevé par rapport au membre gauche, ce qui est surtout sensible quand on fait effleurer le sol à la cuisse gauche.

En présence de ces faits, le diagnostic de subluxation antérieure est porté.

Nous attendîmes huit jours pour faire l'autopsie du sujet, pensant trouver plus tard une accentuation des lésions.

A notre grande surprise, l'état du sujet s'améliora ; l'animal se remit à marcher comme s'il n'avait jamais souffert, fait qui ne reçut son explication qu'à l'autopsie.

A l'inspection, la hanche droite était saillante et bombée, le grand trochanter rapproché de 2 millimètres de la colonne vertébrale. Le raccourcissement du membre avait disparu.

L'amaigrissement de la cuisse droite était notable. A 3 centimètres au-dessous du grand trochanter, la cuisse droite avait 5 millimètres de moins qu'à gauche.

La diminution de volume de la cuisse était due à l'atrophie limitée aux fessiers et au triceps. Les adducteurs étaient intacts. Quoiqu'en réalité atrophiés, les muscles plevi-trochantériens paraissaient indemnes, par suite de leur soulèvement par la capsule dilatée. Les muscles enlevés et l'articulation disséquée nous permirent de constater les lésions suivantes :

La tête du fémur est intimement unie à la cavité cotyloïde

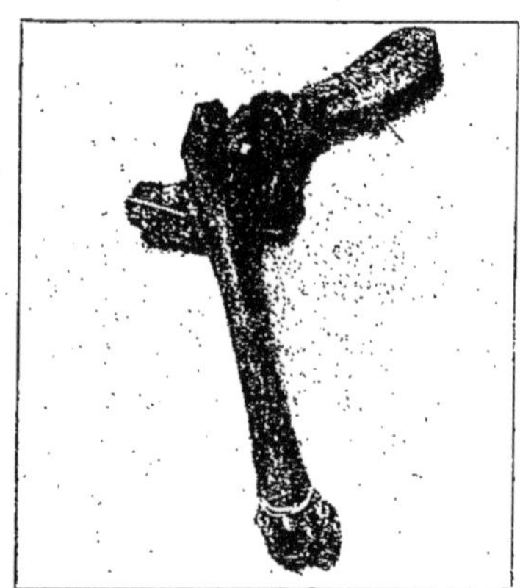

Fig. 5. — Évasement du cotyle. Aplatissement de la tête
et épaississement considérable de la capsule.

par une capsule très épaissie, adhérant même, en certains points, aux muscles voisins, qui ont dû être coupés pour être enlevés.

L'épaisseur de la capsule limite les mouvements de l'articulation, surtout la flexion et l'abduction.

Une incision cruciale est alors faite à la partie postéro-supérieure de la capsule pour limiter la sortie du liquide que nous y soupçonnons. Notre attente est trompée, car nous ne voyons rien apparaître. Nous séparons alors les surfaces osseuses et nous voyons :

1° Que la capsule est partout épaissie, mais surtout à la partie postéro-supérieure, où elle atteint 4 millimètres, et à la partie postéro-inférieure, où elle atteint 2 millimètres à son insertion cotyloïdienne et 4 millimètres à son insertion fémorale. L'épaisseur de la capsule tenait les surfaces articulaires intimement soudées l'une à l'autre.

2° Le ligament rond est long, mais non grêle ; il est entouré de produits inflammatoires ;

3° Du côté de la cavité cotyloïde, quatre faits à noter ; le fibro-cartilage d'agrandissement a augmenté de volume.

Le cartilage de l'articulation est intact, mais il y a un *évasement très net de la partie postéro-supérieure de l'articulation.*

L'arrière-fond de la cavité cotyloïde est épaissi ; il contient une substance visqueuse, assez analogue à de la synovie.

4° Du côté du fémur, la tête est plus sphérique et plus grande à sa partie postéro-supérieure correspondant exactement à la partie postéro-supérieure évasée de la cavité cotyloïde.

Le cartilage de la tête est rose foncé, sans aspérité.

L'autopsie nous a donc révélé les phénomènes de réaction qui se sont produits autour de la subluxation et qui constituent le processus de guérison de cette lésion. Mais elle nous a donné deux lésions de première importance. Ce sont : 1° la disposition dans l'épaississement de la capsule, disposition qui témoigne du rôle des phénomènes inflammatoires dans le mécanisme de la luxation ; 2° le siège des modifications de forme de la tête fémorale et de la cavité cotyloïde, qui nous portent à croire à l'inefficacité de l'action musculaire dans le mécanisme de la dislocation.

Une autre expérience (D) nous ayant donné une subluxation gauche n'a pu être complètement suivie. A l'autopsie, elle nous a présenté, vingt jours après le début ·de la maladie, une guérison complète, avec des caractères anatomo-pathologiques tels que nous n'avons pu trouver de différence notable entre le processus de guérison de ce dernier sujet d'expérimentation et celui du sujet précédent.

Rechercher, dans une série d'expériences exécutées dans les mêmes conditions et dans le même but, les lésions identiques qui les unissent et qui, par suite, les caractérisent, est pour nous le seul moyen de nous donner une idée précise de l'anatomie pathologique d'un organe lésé.

On conçoit que si chacune des expériences faites marque une étape de plus en plus avancée dans la lésion recherchée, l'identité ou la dissemblance des troubles produits sera plus typique.

Nous pensons que nos trois expériences représentent bien les trois phases de la dislocation spontanée de la hanche et doivent nous faciliter la recherche des lésions caractéristiques de cette luxation.

Or, quatre modifications principales nous frappent dans la dislocation pathologique de la hanche : ce sont celles des liens articulaires, de l'intérieur de l'article, du fibro-cartilage d'agrandissement et des extrémités articulaires.

Nous laissons de côté l'état des muscles dont les altérations variables à l'infini ont toujours été secondaires à la lésion articulaire.

La capsule se présente toujours à nous amincie et distendue aux points où la luxation s'est faite ; très enflammée, très épaissie et peu distendue aux points opposés.

Les mêmes lois sont applicables aux ligaments.

L'intérieur de l'article contient du pus ou de la sérosité en quantité suffisante pour remplir l'articulation, quand il n'y a pas encore luxation complète ; mais nullement en rapport avec l'écartement des extrémités osseuses, quand la dislocation est totale.

Le fibro-cartilage est toujours enflammé et, phénomène important, plus ou moins évasé et incurvé, comme l'indiquent les observations I et II aux points où s'est faite la luxation.

Quant au cartilage et aux extrémités osseuses, deux faits caractérisent parfois leur état : ce sont une inflammation cartilagineuse prononcée et des changements de forme des extrémités articulaires, représentés en général par un évasement de la tête fémorale correspondant à un évasement de la cavité cotyloïde inversement configuré.

Les vestiges de toutes ces lésions se retrouvent dans notre subluxation guérie, mais deux faits nouveaux nous apparaissent ici : ce sont un épaississement considérable et généralisé de toute la capsule, et une augmentation en surface du cotyle, surtout au niveau de sa partie antérieure, là où précédemment le fibro-cartilage se trouvait évasé et incurvé.

Nous admettons donc que, dans deux de nos observations, il s'est produit un certain évasement du cotyle.

Est-ce à dire que nous devions pour cette raison ranger nos luxations expérimentales dans le groupe des luxations par usure et déformation des os ?

Evidemment non, car ce sont bien les lésions des parties molles qui prédominent.

Mais on peut soutenir aussi, en s'appuyant sur des données cliniques, que ce fait relevé dans nos expériences existe parfois assez souvent, et qu'il faudrait admettre des formes de transition entre les luxations par usure et les luxations par distension et évasement.

Degez émet déjà cette idée, mais sans en donner la démonstration ; Pâhr, Hoffa et Graff ont relevé sur des radiographies l'obliquité du toit et un certain évasement du cotyle dont la profondeur est réduite. Nous avons nous-même étudié, à ce point de vue, les radiographies de deux malades dont nous rapportons l'observation, atteints d'une luxation récente.

Avec netteté, nous avons cru reconnaître dans les deux cas l'obliquité du toit et le défaut de profondeur du cotyle, toutes lésions qui ne nous semblent point douteuses dans la radiographie que nous donnons de l'un de nos deux malades.

Cette participation du tissu osseux à la dislocation, est d'autant plus probable que, peu après la réduction, une nouvelle épreuve nous a donné deux fois ce que met bien en relief la radiographie II obtenue chez le même sujet que la première, une hypergénèse de tissu osseux à la partie supérieure du cotyle, hypergénèse qui édifie un toit normal et rend à la cavité sinon la forme de celle du côté opposé, du moins sa profondeur normale.

Cependant, nous ne nous dissimulons pas que l'inter-

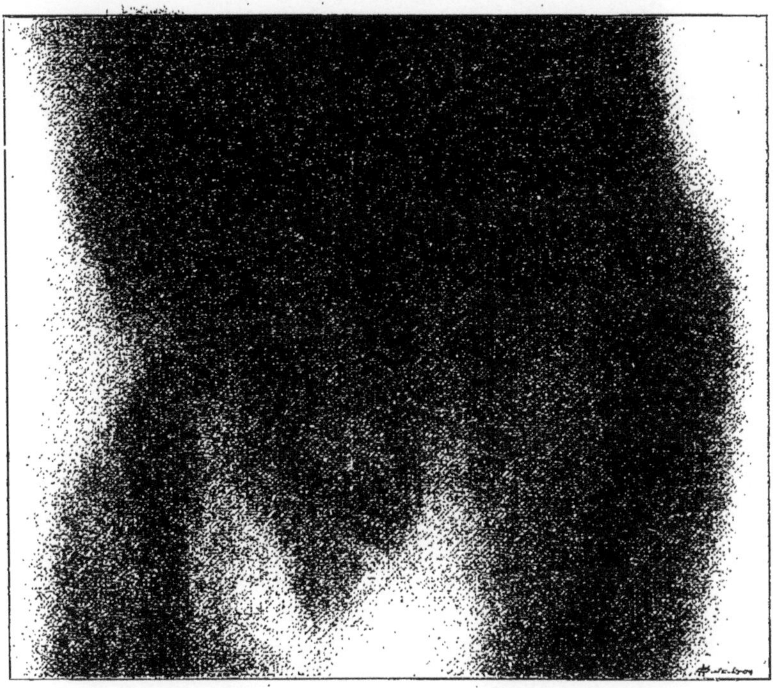

I. Évasement et aplatissement du cotyle dus à l'altération de son toit.

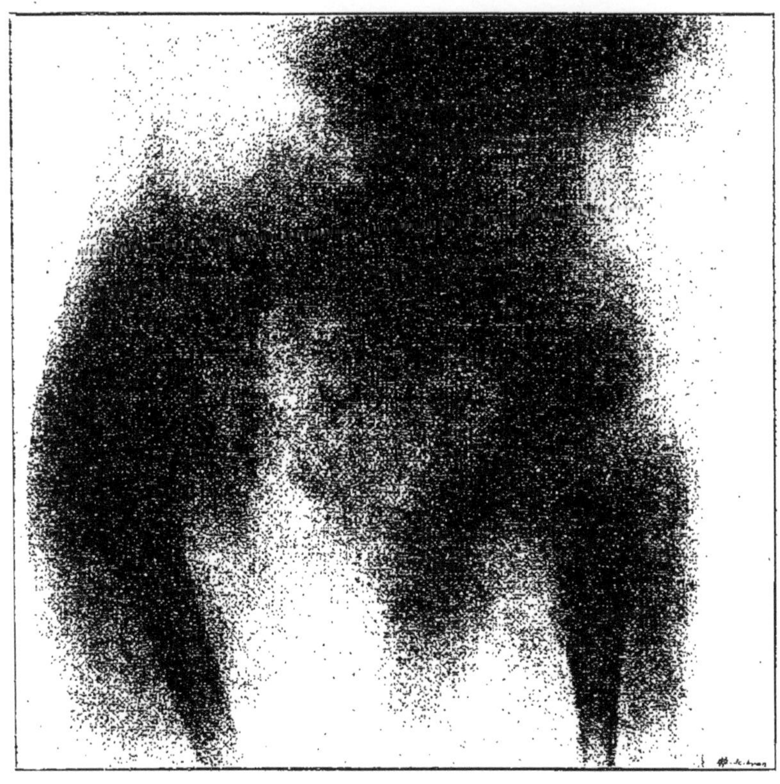

II. Le cotyle encore un peu évasé a sa profondeur normale.

prétation de ce fait peut prêter à des discussions, car on peut se demander si cette déformation radiographique n'est pas la conséquence de l'atrophie que subit tout cotyle déshabité par la tête, atrophie dont nous parlerons plus loin, au sujet des lésions secondaires.

Il faudrait de nouveaux faits pour trancher définitivement cette question, que nos recherches expérimentales nous semblent avoir posée avec précision. Il n'y a d'ailleurs rien d'irrationnel à supposer que certaines formes d'arthrite peuvent exercer une action assez profonde sur le cotyle pour amener une résorption partielle de ses parois, sans que pour cela elles doivent être rangées dans les arthrites qui font de la luxation par usure.

Lésions secondaires.

Si nos recherches expérimentales nous ont facilité l'étude et la discussion de maintes lésions primitives intéressantes, les écrits des interventionnistes sanglants nous permettront celles des lésions secondaires qui peuvent porter sur quatre éléments de l'article : le cotyle, la tête du fémur, l'appareil ligamenteux et les muscles.

Le cotyle subit une atrophie secondaire telle que son évasement et son aplatissement le différencient nettement de celui du côté opposé.

Pâhr, Karewski, Graff et nous-même, sur des radiographies, avons nettement constaté le rapetissement de la cavité cotyloïde, aussi bien en hauteur qu'en profondeur.

Parallèlement à cette atrophie, « le cotyle se remplit presque toujours, au dire de Volkmann, Pâhr, Graff et Kümmer, de masses fibreuses, molles, durcissant dans la suite. Ces masses adhèrent fortement dès leur origine au cartilage dont elles sont difficilement séparables et subissent diverses évolutions tendant à en faire un tout dur et compact ».

Ces mêmes phénomènes sont observés par Pitha, Lorinser, Hüter, Lücke et d'autres, qui notent encore parfois la destruction partielle du cartilage au niveau du cotyle. Sous cette dernière action, des proliférations articulaires cartilagineuses d'autant plus dures que la luxation est plus ancienne, peuvent se former, d'après les travaux de Kümmer et Pâhr.

La tête du fémur se modifie au même titre que le cotyle. Plusieurs chirurgiens la trouvent rapetissée et modifiée dans sa forme. Pâhr la rencontre, dans plusieurs interventions, aplatie, à peu près dépouillée de cartilage et coiffant le col fémoral ; dans un cas, elle se trouvait entourée de nombreux ostéophytes.

Karewski et Lücke rapportent des faits identiques.

Quand l'inflammation a exercé son influence sur les extrémités osseuses et les a ramollies, une fracture du col fémoral ou du rebord supérieur du cotyle est possible. Quelques rares observations dues à des chirurgiens étrangers font allusion à cette lésion.

La capsule toujours épaissie, distendue, à peu près intacte, atteint, dans une observation de Pitha, son maximum de développement au point où la tête du fémur exerce la plus forte pression.

Au-dessous de la capsule lésée, des néoformations peuvent se former, adhérer au col du fémur et aux organes circumvoisins, de façon à constituer une masse fibreuse, organisée en une véritable néarthrose.

Les muscles subissent de leur côté des phénomènes de rétraction. Bien que les pelvi-trochantériens soient généralement atteints et qu'ils nécessitent dans la réduction sanglante la dénudation du grand trochanter, trois observations dues à Hartmann, à un chirurgien allemand et à nous-même, mentionnent la rétraction des adducteurs et l'état sain des muscles opposés.

Cette rétraction musculaire est en général d'origine fibreuse ; dans un cas de Graff, cependant, les pelvi-trochantériens rétractés étaient ossifiés.

En présence du tableau que nous venons de tracer des lésions secondaires à la luxation spontanée, il semble qu'il n'y ait point de différences entre une dislocation pathologique et une dislocation traumatique, toutes deux anciennes.

L'atrophie du cotyle, les déformations de la tête, les modifications de la capsule sont communes dans les deux lésions. Cependant, le cartilage, au dire de Graff, est moins atteint et les masses fibreuses se forment moins vite dans les secondes, bien que, malgré la maladie causale, la réductibilité d'une luxation spontanée même ancienne, nécessite une conservation assez grande des cartilages et une absence relative de néoformations.

De même que de l'étude de ces lésions secondaires découleront pour nous certains points du traitement, de celle des lésions primitives sortira la clef de la pathogénie des luxations spontanées, par altération des parties molles, pathogénie que nous allons aborder.

III. — PATHOGÉNIE

L'étude anatomo-pathologique de cette luxation, nous permet d'entrevoir la complexité de la pathogénie de la dislocation spontanée et les nombreuses théories qu'a suscitées le problème.

Pour mémoire et ne répondant point à la réalité des faits, nous citerons l'hypothèse d'Asclépiade le Bithynien, qui attribue la séparation des surfaces articulaires à une tumeur dont le volume croissant sans cesse écarte les extrémités osseuses.

Au xviiᵉ siècle, Gôrter et Audry croient à une exostose proliférante ; Desault, Boyer, Dzondi font intervenir le gonflement du cartilage ; Valsalva, Portal, Fallope pensent que la prolifération du tissu cellulo-adipeux de l'arrière cavité cotyloïde peut chasser la tête fémorale de cette cavité.

En 1842 seulement, la question de la pathogénie prend un nouvel essor.

D'éminents professeurs, se basant sur des faits anatomo-pathologiques différents, par le fait même qu'aucune expérience ne venait à l'appui de leurs opinions, émettent des hypothèses reposant tantôt sur des faits purement mécaniques, tantôt sur l'action des muscles.

L'ordre de succession chronologique de ces hypothèses ne répond point pas à pas aux progrès faits par l'anatomo-pathologie, et certaines théories ont fait jouer un rôle à des phénomènes secondaires, semblant ignorer quelle en était la provenance.

Après la théorie physico-dynamique de Petit et Parise,

celle purement dynamique de Verneuil, Forgue et Maubrac créent une théorie éclectique et Kirmisson fait jouer
un rôle prépondérant à un fait d'observation, secondaire
à la lésion de l'article, c'est-à-dire à l'attitude vicieuse.
Avec Pâhr et Graff, nous revenons à des théories qui ont
le mérite de correspondre partiellement à l'anatomie pathologique de la dislocation.

Théorie de Petit et Parise

Pour que la luxation spontanée se produise, écrit Parise, en 1842, il faut :

« 1° Que la tête de l'os soit éloignée du fond de la cavité cotyloïde assez, pour que son sommet réponde au
niveau du bourrelet cotyloïdien.

« 2° Que le fémur ainsi repoussé soit entraîné en arrière et en haut dans une position fixe.

« De là, deux périodes distinctes et successives dans
la luxation spontanée : dans la première, le fémur est
chassé en dehors et en bas ; dans la seconde, il est porté
en haut et en arrière ; dans la première, il obéit à l'action
prédominante du liquide : dans la seconde, à l'action prédominante des muscles. »

L'écartement des surfaces osseuses se ferait mécaniquement sous l'influence de la quantité de sérosité toujours croissante. Cette hydarthrose, poussée à l'excès,
constituerait aux yeux de Parise une sorte de luxation
neutre que spécifierait ensuite la contraction musculaire.

Karewski exprime la même idée, quand il nous dit,
dans une lettre personnelle : « D'après mon expérience,
une grande hydropisie avec dilatation de la capsule se

forme en premier, mais sans affection des parties osseuses ou cartilagineuses, pourvu que le procès ne soit pas compliqué par une ostéomyélite. La luxation est alors donnée par un mouvement subit, violent et imprévu de la hanche. »

Deux facteurs président donc, pour Petit et Karewski, à la pathogénie de la luxation spontanée, mais l'interprétation de chacun d'eux ne nous paraît pas répondre à la réalité. L'hydarthrose agit-elle « mécaniquement par sa quantité pour rejeter la tête fémorale hors du cotyle, ou bien a-t-elle un autre mode d'action ? »

En 1898, Caboche, s'appuyant sur la théorie de Weber, soutint que l'hydarthrose écartait les surfaces osseuses parce qu'elle supprimait le vide.

Pour nous, une pareille hypothèse n'est pas possible. La luxation succède toujours à des lésions articulaires aiguës. Parmi celles-ci, l'hydarthrose agit bien par elle-même, mais par un processus différent de celui invoqué par Parise et Caboche.

Toute articulation a ses surfaces maintenues en contact à l'aide d'un liquide visqueux qui humecte constamment les cartilages. La force de réunion de ce liquide est telle que, pour l'article de la hanche en particulier, il faut développer une force de 20 à 30 kilogrammes pour séparer les surfaces osseuses.

Or, l'apparition de l'hydarthrose dans l'articulation, amène une diminution de densité de la synovie, diminution qui, faisant décroître de plus en plus la force d'attraction de ce liquide, permet aux surfaces articulaires leur séparation.

Plus la densité de l'exsudat séreux diminue, plus les

surfaces articulaires peuvent s'écarter facilement, comme nous l'avons expérimenté à l'aide de deux disques en métal, entre lesquels fut, tour à tour, interposée de la synovie pure et de la sérosité.

S'il est vrai que parfois la densité de l'exsudat soit fonction de la quantité de liquide intra-articulaire, notre deuxième sujet d'expérience nous permet de dire qu'il y a des exceptions ; ces exceptions ne s'opposent point à la distension de la capsule qui, désormais, les surfaces osseuses n'étant plus coaptées par la synovie, doit supporter toute la pression transmise aux extrémités du fémur ou de la cavité cotyloïde.

Cette distension capsulaire, qui ne relève donc point seulement de l'hydarthrose, comme le soutenaient Parise et Karewski, leur semblait cependant suffisante en elle-même pour permettre la luxation.

Or, rien n'est moins opposé aux données de l'anatomie et aux résultats de nos expériences.

Normalement, le ligament rond, bien que ce soit pour lui une action secondaire, s'oppose à l'écartement prononcé des surfaces articulaires.

Le fibro-cartilage enserre la tête fémorale, ou du moins, comme l'indique son qualificatif « d'agrandissement », accroît la surface cotyloïdienne de façon à créer un nouvel obstacle à la sortie de l'extrémité supérieure du fémur.

Pour triompher de ces forces, il est besoin d'une pression considérable que l'hydarthrose seule est incapable de posséder.

Les muscles, il est vrai, termineraient cette luxation que l'hydarthrose à commencée. Mais pour cela, leur

contraction devrait violenter l'article : phénomène que
ne rapporte aucune observation.

Cependant, d'éminents professeurs, Verneuil et Reclus appliquant à la dislocation spontanée leur théorie
pathogénique sur la hanche paralytique, ont émis l'hypothèse d'une luxation due à un déséquilibre de forces,
à un antagonisme musculaire tel, qu'un groupe de muscles l'emportant sur l'autre déterminerait le sens de la
dislocation.

THÉORIE DE VERNEUIL

« Ramollissement des surfaces osseuses, élongation
de la capsule et des ligaments, atrophie et parésie de
certains muscles, tandis que les muscles opposés se con-
tractent et plus tard se contracturent », sont pour Verneuil les causes prédisposantes de la luxation spontanée.
« Mais, ajoute-t-il, la seule cause déterminante du déplacement est la contraction musculaire, en sorte que
celle-ci fait partie à la fois des deux sortes de causes prédisposantes et déterminantes que nous admettons. »

Une telle théorie suppose que les lésions atteignent
surtout les muscles et se limitent à un groupe musculaire, de façon à annihiler son action, quand le groupe
opposé reste sain ou se contracture.

Encore n'est-il pas possible de concevoir la luxation
sans une attitude vicieuse précédant la contraction musculaire et sans altérations articulaires consécutives.

Ces trois phénomènes ne répondent malheureusement
pas à ce que nous ont donné l'expérimentation ou les
résultats de l'ancien traitement sanglant.

Ce qu'il y a de primitif dans la luxation spontanée, c'est l'inflammation de l'article coxo-fémoral. L'atrophie musculaire est secondaire et, si elle intevenait si activement dans le mécanisme de la dislocation pathologique, pourquoi cette dernière ne serait-elle pas plus fréquente? Hypothèse absolument opposée aux observations.

L'atrophie musculaire ne se trouve pas aussi localisée qu'Hartmann le soutient dans la *Revue d'Orthopédie.* Nos observations, observations qu'appuie l'autopsie de notre deuxième sujet d'expérience, démontrent pleinement que l'atrophie porte sur tous les muscles de la cuisse avec une intensité à peu près égale.

Rarement un groupe musculaire se trouve contracturé et nous en trouvons un seul cas dans nos observations personnelles.

Enfin, un arrachement osseux ou une déchirure capsulaire n'a jamais été noté : ce qui détruit une fois de plus la possibilité d'une dislocation spontanée par simple contraction musculaire.

La théorie de Verneuil a cependant le mérite d'avoir bien mis en relief l'action relative des muscles dans la luxation pathologique.

S'il survient, durant la période qui précède les modifications articulaires types, nécessaires pour donner une dislocation, une contraction musculaire plus ou moins brusque, indubitablement elle hâtera la séparation des extrémités osseuses que les phénomènes inflammatoires seuls eussent mis quelque temps encore à produire.

Théorie de Forgue et Maubrac

L'instabilité des modifications musculaires fit rejeter avec raison la théorie absolue de Verneuil à Forgue et Maubrac, qui créèrent de toute pièce une théorie éclectique.

Certes, les causes prédisposantes, hydarthrose, faiblesse des ligaments qui lui est consécutive et attitude vicieuse amenant, sous l'influence des pressions exercées par les extrémités articulaires un affaiblissement et une distention de la capsule, sont à leurs yeux de première importance ; mais la cause déterminante est un traumatisme ou une contraction musculaire.

Or, le traumatisme ne paraît être intervenu que dans un cas de typhoïde traité par les bains froids et, vu son peu de violence, il doit être relégué au même plan que l'action des muscles, c'est-à-dire au rang des causes occasionnelles, nullement nécessaires pour la production de la lésion.

Théorie de l'attitude vicieuse

Forgue et Maubrac avaient admis la position vicieuse comme cause prédisposante. Kirmisson la considère, au contraire, comme une cause déterminante de la dislocation.

« C'est l'attitude vicieuse des membres, dont l'articulation est lésée, qui produit, dit-il, par compression et sous l'action de l'hydarthrose, les luxations pathologiques de la hanche, obturatrices et iliaques. »

Hartmann soutient de son côté, en 1894, que la « luxation iliaque obéit à la loi de Verneuil, mais que la luxation ischiatique obéit à la théorie de l'attitude vicieuse, car il est des cas où il y a atrophie des fessiers, contracture des adducteurs et, dans ce cas, on a une luxation obturatrice ».

Une pareille dualité apportée dans la pathogénie d'une même lésion est en opposition formelle avec les données de pathologie générale et, n'en serait-il pas ainsi, que l'interprétation de la position anormale serait résolue avec autant de facilité.

Au même titre que l'atrophie musculaire, l'attitude vicieuse est toujours secondaire aux phénomènes inflammatoires qui se passent dans l'article et qui, suivant leur siège et leur intensité, fixent le membre inférieur dans un sens déterminé.

Les résultantes de cette attitude vicieuse sont des pressions fortes et des modifications inflammatoires maxima en certains points de la capsule ; toutes causes susceptibles de favoriser la luxation spontanée, mais incapables de la produire.

Du reste, on ne conçoit guère sans phénomènes antécédents de premier ordre une attitude vicieuse pouvant amener une luxation obturatrice, quand les adducteurs sont contracturés et les fessiers atrophiés ; quand, en un mot, si tout se passait normalement, l'état des muscles voudrait que l'attitude vicieuse soit précisément la position opposée, nécessaire pour la production de la luxation obturatrice.

Théories de Pähr et de Graff

Pähr ne fait point intervenir dans le mécanisme de la luxation l'attitude vicieuse ou l'action musculaire, puisqu'en dénommant ces dislocations, dislocations par distension, il fait jouer dans la pathogénie de cette lésion le rôle principal à un fait anatomo-pathologique indubitable. « Cette luxation, nous dit-il, dans une lettre personnelle, se produit par un élargissement excessif de la capsule articulaire et si l'appareil ligamenteux se desserre, grâce à l'accumulation d'un exsudat inflammatoire dans l'intérieur de l'article. »

Graff, n'accordant qu'une influence relative à ces lésions, fait intervenir à peu près exclusivement les modifications du sourcil cotyloïdien dont l'obliquité, surtout à la partie supérieure, permet la sortie de la tête fémorale hors du cotyle.

Mais de quelle façon agit l'hydarthrose aux yeux de Pähr ? La distension capsulaire intervient-elle seule ? et si le chirurgien qui lui fait jouer un si grand rôle n'a pas entrevu d'autres modifications, Graff n'exagère-t-il pas au contraire les lésions primitives de la dislocation ?

Pour nous, obéissant aux conclusions de nos expériences, l'ordre des lésions produisant la luxation se fait ainsi :

Le fait primitif est l'inflammation de l'articulation, inflammation qui agit d'abord sur le contenu intra-articulaire et sur l'appareil ligamenteux, puis sur le fibro-cartilage d'agrandissement. Les extrémités osseuses, souvent lésées, sont de puissants adjuvants aux causes précédentes, mais ne sont point nécessaires.

L'exsudat inflammatoire, qu'il soit séreux ou purulent, n'agit point tant par son facteur quantité que par son élément densité.

C'est cette dernière qui, réduite au minimum, supprime les forces attractives de la synovie modifiée et rend, si l'on peut s'exprimer ainsi, les extrémités articulaires « folles ».

Consécutivement, la tête fémorale exerce de fortes pressions sur l'appareil ligamenteux qui se distend d'autant plus qu'il est plus ramolli par les processus inflammatoires et que le sujet est plus jeune.

Un dernier obstacle à la sortie de la tête fémorale est, d'après les recherches de Sainton, le bourrelet fibro-cartilagineux qui agit par son étendue et par son rayon de courbure pour enserrer la tête du fémur et empêcher sa luxation.

Mais gagné et ramolli par l'inflammation, soumis à la pression très grande de l'extrémité supérieure du fémur, il ne tarde pas à s'incurver et à s'évaser, diminuant ainsi la profondeur du cotyle, tout en élargissant sa circonférence. Dès lors, aucun élément ne retient plus, au niveau de la cavité cotyloïde, la tête fémorale : la luxation est alors fatale. Nul traumatisme, nulle contraction musculaire n'a été nécessaire pour produire un tel résultat.

S'il arrive assez souvent que les extrémités osseuses, ramollies à leur tour par l'acuité de l'inflammation, s'évasent aux points où l'incurvation du bourrelet d'agrandissement est maxima, la luxation n'en est que plus facile.

En résumé, deux phénomènes successifs sont nécessaires pour la production de la luxation spontanée sans

destruction des extrémités osseuses : ce sont une distension ligamenteuse consécutive aux processus inflammatoires articulaires, aux modifications de la synovie et à
l'écartement des extrémités osseuses et un évasement du
cotyle dû à l'inflammation et à l'incurvation constante du
bourrelet fibro-cartilagineux, et quelquefois de son toit.

La nécessité de ces deux phénomènes nous force à
dire que ces luxations ne doivent pas s'appeler seulement « luxations par distension », mais bien luxations
« par distension et évasement ».

CHAPITRE III

SYMPTOMATOLOGIE

Les luxations par destruction s'installent d'une façon
·très lente, progressive, pendant l'évolution de la maladie qui leur donne naissance. Peu à peu, on voit le
membre se mettre en adduction et rotation interne et
se raccourcir, tandis que le trochanter remonte, devient
saillant en dehors et que la région inguinale, au contraire, se déprime de plus en plus. Tel est le tableau
ordinaire de la subluxation coxalgique ou ostéomyélitique.

La luxation peut se compléter parfois brusquement
par suite d'un effort ou d'un mouvement mal réglé ; mais
habituellement la transition se fait peu à peu, sans à-
coup, si bien que le diagnostic entre la subluxation un
peu étendue et la luxation vraie est souvent des plus dif-
ficiles. On ne peut compter ni sur le degré de l'attitude
vicieuse, ni sur l'étendue du raccourcissement; les seules
données positives sont fournies par le palper et la radiographie.

Au palper, on peut sentir la tête formant une masse
dure encore reconnaissable au-dessus et en arrière du
trochanter ; mais il faut savoir que dans la subluxation

avec adduction un peu prononcée, ce symptôme peut
se retrouver.

La luxation vraie ne pourrait donc être affirmée à
l'examen clinique qu'après avoir senti la tête libre dans
la fosse iliaque et après avoir pu l'écarter du bassin en
exagérant l'adduction suffisamment, pour que son contour devienne facilement appréciable. Encore faut-il s'attendre à certaines difficultés résultant du petit volume
et de la déformation préalable de la tête.

La radiographie donne un renseignement plus précis :
elle montre la situation exacte de la tête qui a franchi le
bord supérieur du cotyle pour venir reposer contre la·
paroi de l'os iliaque.

II. — LUXATIONS PAR DISTENSION ET ÉVASEMENT

Deux périodes successives, caractérisées par une
symptomatologie bien différente marquent l'évolution
de cette dislocation.

La première, dite de début, est aussi variable dans sa
description que la seconde dite d'état est soumise à des
symptômes relativement fixes. Dans une observation
d'Hartmann et de Kümmer, dans nos cas I et III, les
sujets, au cours d'une typhoïde, d'une attaque de rhuma-
tismes graves, sont atteints de luxation spontanée, sans
que l'attention ait été appelée du côté de la hanche.
L'acuité des symptômes généraux dominant la scène a
absorbé en effet les phénomènes articulaires localisés
et c'est au moment de la convalescence seulement que le
sujet se levant et s'adonnant à la marche, les signes cliniques d'une dislocation déjà ancienne et absolument
inattendue apparaissent.

Dans certains cas de Verneuil, de Kümmer et de Ruch, aucun prodrome ne révèle la lésion articulaire. Le sujet qui relève d'infection depuis plus ou moins longtemps se livre à ses anciens travaux, quand subitement il pousse un cri et tombe. Une luxation coxo-fémorale s'est produite.

Le cas le plus saisissant de cette variété de dislocation nous est donné par Gibert. Mais la plupart du temps des phénomènes prémonitoires annoncent la dislocation. Des douleurs violentes qui immobilisent le membre dans l'attitude vicieuse la plus tolérable pour le patient, se font sentir au niveau de la hanche et rendent tout mouvement provoqué impossible.

L'évolution de ces douleurs diffère légèrement avec les maladies causales. Si leur accroissement ou leur diminution après la dislocation est possible dans le rhumatisme, la scarlatine, la rougeole, la grippe, etc.... leur disparition est presque de règle dans la typhoïde.

Krœnlein cite un typhique chez lequel il constata que les douleurs diminuaient à mesure que la séparation des surfaces articulaires se produisait et disparaissaient complètement quand aucun contact n'existait plus entre les extrémités cartilagineuses.

Sur vingt-six observations dues au typhus, et rapportées par Verneuil, Lorinser, Delens, Friedheim, Pâhr, nous-même et d'autres, cinq seulement, « Champenois, Kümmer, Gueterbock et nous-même » n'obéissaient point à ce principe.

La luxation constituée, nous entrons dans la période d'état qui est caractéristique.

Position anormale, symptômes objectifs, raccourcissement plus ou moins grand et profondes modifications dans les mouvements, tels sont les principaux caractères de notre lésion.

L'attitude vicieuse, au même titre que celle qui se produit dans la dislocation traumatique, est fonction de la variété de luxation qui se présente.

Quand la tête fémorale se luxe en arrière, ce qui est le cas le plus fréquent, la flexion de la cuisse sur le bassin, l'adduction et la rotation interne sont pathognomoniques.

Quand elle se fixe au niveau du trou obturateur, la position est exactement inverse.

Ce tableau, invariable chez les sujets d'un certain âge dont les muscles exercent de fortes tractions sur les extrémités osseuses, peut être incomplet chez les petits enfants qui ont une tendance naturelle à redresser leur membre. Dans ce cas, l'anormalité consiste en une légère flexion qui n'est pas corrigible.

Les signes objectifs sont ceux de toute luxation coxofémorale. La hanche remontée est d'autant plus saillante que le grand trochanter est plus près des parties cutanées, auxquelles il adhère parfois. La fesse est aplatie et élargie ; le sillon sous-fessier remonté. La région inguinale creuse et déprimée.

Le grand trochanter est plus ou moins élevé au-dessus de la ligne de Roser-Nélaton. Elle la dépasse d'habitude de 2 à 3 centimètres seulement, mais souvent la distance atteint 5 et 6 centimètres, parfois même 9, comme dans une observation de Graff. L'âge de l'enfant, l'existence d'une arthrite purulente causale, des tentatives de marche faites après luxation sont des causes de plus grande

séparation des extrémités articulaires et du rapproche-
ment de la tête fémorale de l'épine iliaque antéro-supérieure.

Le palper montre la vacuité de l'aine et permet parfois la reconnaissance dans la fosse iliaque externe d'une
masse osseuse plus ou moins volumineuse, détruite ou
recouverte de bourgeonnements osseux, masse qui cor-
respond précisément à la tête fémorale. Il peut arriver
que la main délimite une région dure, épaisse et sans
forme ; dans ce cas, il s'agit d'une néarthrose.

Le raccourcissement vrai est fonction de l'âge du sujet. De 2 à 3 centimètres chez le petit enfant, il peut en
atteindre 4 et 5 chez le sujet qui a plus de huit ans.

Le raccourcissement apparent est plus considérable,
surtout chez le sujet qui marche, car une élévation du
bassin du côté luxé et une scoliose à convexité opposée
avec cambrure de la colonne vertébrale sont nécessaires
pour corriger l'abduction du membre et rendre quelques
pas possibles.

Une telle compensation se produit d'autant mieux que
le raccourcissement est moins prononcé. La statique
humaine a, en effet, des limites qu'elle ne peut dépasser
et lorsque l'appui du sujet sur le sol par la pointe du
pied joint aux changements de position du bassin et du
rachis ne peut rétablir l'équilibre statique, le sujet se
trouve dans une impotence totale.

Malgré l'adaptation de la tête fémorale dans sa nouvelle position, l'étendue des mouvements primitifs ne
peut exister et elle doit nécessairement être fonction de
l'âge du sujet, de l'élasticité des tissus, de la position de
la tête fémorale et de l'état des muscles et ligaments.

La deuxième raison étant inhérente à tout enfant, les mouvements doivent se faire chez lui sans gêne considérable et l'observation démontre, en effet, que chez eux l'extension et l'abduction sont seules limitées.

S'il s'agit d'un sujet plus âgé, à tissus moins souples, chez lequel la tête fémorale est haut située, plus ou moins adhérente et fixée par des rétractions fibreuses ou par des contractions musculaires, l'amplitude des mouvements pourra être réduite à un minimum juste suffisant pour permettre de voir qu'il n'y a pas ankylose osseuse.

L'état fonctionnel d'un membre luxé est fatalement proportionné aux facteurs énoncés ci-dessus. Entre une néoarticulation placée près de l'ancienne, ne déterminant point un grand raccourcissement, bien limitée par des brides fibreuses, entourée de muscles qui ont conservé toute leur activité et un néoarticle ne possédant aucune des propriétés précédentes, une série d'intermédiaires permettent de réaliser une foule de cas allant depuis l'impotence complète jusqu'à un usage relativement difficile du membre.

Dans ce dernier cas que nous pensons le meilleur et n'exister que très rarement dans les luxations par destruction (trois observations dues à Bruns et Honsell), la claudication n'en existe pas moins toujours importante et d'autant plus disgracieuse que l'attitude normale du membre est plus prononcée.

Deux caractères s'ajoutent encore à cette claudication : ce sont la fatigue et les douleurs qui peuvent s'y rattacher.

L'article soutenu seulement par des liens fibreux et

musculaires, se fatigue d'autant plus vite que, le membre étant en adduction, la tête du fémur tend à s'écarter du bassin et à ne prendre aucun point d'appui sur l'os iliaque.

Il n'est pas rare de voir, surtout pendant l'adolescence et l'âge mûr, cette inaptitude à la marche s'accompagner de douleurs qui surviennent à la moindre fatigue et qui peuvent, comme nous le verrons, donner lieu à des indications thérapeutiques spéciales.

S'il existe quelques variations dans la symptomatologie que nous venons de développer, la lecture des observations qui suivent, les fera ressortir mieux que nous ne pourrions le faire.

OBSERVATION I

(Thèse de Cokinos, 1902, obs. II.)

Luxation de la hanche consécutive à une arthrite suppurée aiguë probablement ostéomyélitique.

D. G..., deux ans, né à la Charité, à terme. Sa mère est morte il y a deux mois, d'une bronchite.

Placé en nourrice, il eut, à trois mois, un abcès de la cuisse droite, accompagné de symptômes assez sérieux pour nécessiter l'intervention d'un médecin.

Malgré l'évacuation et le drainage de la masse purulente, la suppuration dura quelques mois.

A un an, retiré de nourrice et guéri de son abcès, il ne présenta rien d'anormal du côté de ses membres inférieurs.

A un an et demi, avec ses premiers pas, il dévoila à ceux qui l'entouraient une légère boiterie et fut peu après conduit pour ce motif à la Charité.

A l'examen, on constate une claudication prononcée de la

hanche droite, consistant en une inclinaison en avant, analogue à celle que produirait une coxalgie guérie avec une légère position vicieuse en flexion.

L'enfant tient sa hanche un peu fléchie, attitude qui persiste dans le décubitus et ne peut être corrigée.

L'abduction est légèrement limitée ; les autres mouvements s'accomplissent normalement, sans douleur.

La hanche élargie doit sa déformation au déplacement du trochanter, remonté et saillant en dehors.

Le palper montre que, dans le pli de l'aine, la région du cotyle est vide et que l'extrémité fémorale se trouve au-dessus du cotyle, appliquée contre la paroi pelvienne.

Dans la position en flexion et adduction, la tête du fémur, plus saillante dans la fosse iliaque externe, se délimite bien. Le trochanter et le col, qui peuvent être explorés, sont normaux.

Raccourcissement de 3/4 de centimètre.

La radiographie donne l'impression d'un déplacement incomplet de la tête. Le noyau épiphysaire, qui la représente, se trouve au milieu du bord supérieur du cotyle et séparé de l'os iliaque par une distance de 1 centimètre.

Le col se voit dans toute sa longueur, de sorte que la tête se trouve au-dessus et en dedans de la diaphyse fémorale, et non pas sur le prolongement direct de cette dernière, comme dans la luxation congénitale. Le cotyle a un contour bien dessiné.

Le 4 novembre, sous anesthésie, M. Nové-Josserand entreprend de réduire le déplacement de la hanche suivant une méthode identique à celle employée dans les cas de luxation congénitale.

La cuisse étant fléchie à angle droit, un mouvement forcé d'abduction lent et progressif amène la déchirure des muscles adducteurs, qui opposent de la résistance.

La tête fémorale, déplacée alors en bas et en avant, est amenée sur une surface lisse et cartilagineuse, en donnant la sensation d'un léger ressaut, tel qu'en produit la réduction dans une dislocation congénitale avec bord supérieur du cotyle peu développé.

La luxation ainsi réduite, le membre est immobilisé en abduction à angle droit. Au bout de deux mois, l'abduction est diminuée (50 degrés) et le membre mis de nouveau dans un bandage plâtré. L'immobilisation ne cesse pas jusqu'au 7 juillet 1902.

A ce moment, l'enfant est laissé libre de marcher sans appareil.

La tête fémorale, un peu saillante en avant, occupe sa situation normale dans le pli de l'aine, au-dessous des vaisseaux fémoraux, qu'elle déborde un peu en dedans.

La hanche a repris sa forme normale.

Le raccourcissement n'existe plus.

La radiographie montre que le noyau épiphysaire abaissé se trouve au niveau du cotyle, avec lequel il paraît avoir ses rapports normaux.

Au point de vue fonctionnel, il y a une certaine limitation des mouvements en tous sens, mais l'enfant marche cependant avec assez de facilité.

28 octobre 1902. — La hanche a repris sa forme normale ; plus de raccourcissement ; il persiste une légère atrophie, qui se traduit par une diminution de 2 centimètres à la cuisse et de 5 millimètres au mollet ; la flexion dépasse un peu l'angle droit. L'abduction et l'adduction sont complètes; plus de position vicieuse. La rotation est très légèrement diminuée dans les deux sens.

L'enfant conserve pendant la marche une légère hésitation de la jambe droite.

OBSERVATION II

Luxation de la hanche consécutive à la scarlatine. —
Transposition.

L..., Marie, quatre ans, née à Thizy.

Pas d'antécédents héréditaires ni personnels notables.

Scarlatine à trois ans et demi, au cours de laquelle l'enfant eut une éruption généralisée de petits abcès, qui nécessitèrent de nombreuses incisions, puis un empyème qui fut ouvert, mais resta fistuleux.

Quelques jours plus tard, elle éprouva des douleurs assez vives dans la hanche gauche, et, peu à peu, le membre correspondant se mit en attitude vicieuse.

A son entrée dans le service, on constate une suppuration assez abondante au niveau de la fistule pleurale, et, du côté de la hanche gauche, les signes suivants : la cuisse est fléchie sur le bassin et se trouve en adduction et rotation interne. Le trochanter est déplacé en haut et en arrière ; la région du cotyle est vide. Les mouvements spontanés sont nuls ; les mouvements provoqués sont possibles dans le sens de la flexion, mais l'extension est limitée et douloureuse. Pas de douleurs spontanées, aucun signe d'inflammation.

15 mai 1898. — On fait, dans le huitième espace intercostal gauche, une incision qui permet d'évacuer une certaine quantité de pus et de faire un drainage complet de la plèvre.

On essaie en même temps de réduire la luxation, après avoir rompu les adhérences et mobilisé l'articulation ; mais cette manœuvre ne donne aucun résultat et le membre est soumis à l'extension continue.

5 octobre 1898. — La fistule pleurale est tarie, mais l'état de la hanche ne présente aucune amélioration. La flexion a disparu sous l'influence des tractions, mais l'adduction persiste, telle que la ligne médiane du corps croise le membre vers le bord supérieur de la rotule. Le trochanter est élevé au-dessus de la ligne de Nélaton. Le raccourcissement vrai paraît être seulement de 2 centimètres.

Après avoir fait de l'extension continue, qui fut portée progressivement jusqu'à 6 kg. 500, on fit, le 29 novembre, une nouvelle tentative de réduction.

La tête fémorale fut abaissée à l'aide de la vis de Lorenz, puis les adducteurs déchirés par un fort mouvement d'abduction. On eut alors la sensation d'un déplacement de la tête en avant, avec un léger ressaut, et le membre, maintenu en abduction à angle droit, fut immobilisé dans un bandage plâtré.

13 janvier. — La radiographie montre que la tête, ramenée au niveau du cotyle, n'y est pas réintégrée et qu'elle regarde légèrement en avant. On fait un nouvel appareil plâtré, en réduisant l'abduction.

29 mars. — La radiographie montre que la tête s'est tournée de plus en plus en dehors et en avant et que le trochanter placé dans le cotyle semble y avoir pris un point d'appui.

L'immobilisation est continuée pendant huit mois, puis l'enfant est laissée libre de marcher sans appareil.

15 juillet 1899. — L'attitude du membre est bonne. Les mouvements ont leur amplitude normale, sauf la flexion, qui ne dépasse pas l'angle droit, et l'abduction, réduite de moitié. On sent la tête fémorale en avant ; le trochanter est en arrière et en dedans et semble bien, comme le montre la radiographie, prendre part à la formation de l'articulation.

Raccourcissement, 5 centimètres.

5 novembre 1903. — L'enfant marche autant que les autres enfants de son âge, avec une claudication légère, paraissant due surtout au raccourcissement.

Il n'y a pas d'attitude vicieuse. Tous les mouvements sont complets, sauf l'abduction, qui est à peu près nulle.

Raccourcissement, 5 centimètres.

Le trochanter se trouve au niveau de l'E. I. A. S. et très en arrière. La tête, dirigée en avant et en dehors, se trouve réduite à un rudiment très atrophié.

Le trochanter n'est donc pas resté dans le cotyle, mais il paraît assez bien fixé dans sa situation actuelle, puisque le raccourcissement n'a pas augmenté.

OBSERVATION III

Luxation pathologique de la hanche droite au cours d'une septico-pyohémie. — Essai de réduction. — Fracture sous-

*trochantérienne. — Rétablissement d'une forme correcte
et d'un état fonctionnel assez bon.*

D..., sept ans, sans antécédents importants.

Cette enfant fut atteinte, au commencement de mars 1902,
d'une septico-pyohémie dont le point de départ fut probablement une otite moyenne. Au milieu d'un cortège d'accidents
généraux très graves, il se forma un grand nombre d'abcès
sous-cutanés qui durent être ouverts successivement, puis il
se fit une luxation spontanée de la hanche droite, avec des
signes d'arthrite peu accentués, et sans qu'il y ait eu de suppuration à ce niveau.

29 mai 1902. — L'enfant est en convalescence, mais plusieurs abcès restent encore fistuleux.

La hanche droite présente tous les signes d'une luxation
iliaque typique. La cuisse est en adduction, flexion légère et
rotation interne. Le trochanter est remonté et on sent, au-
dessus et en arrière de lui, la tête fémorale libre dans la
fosse iliaque.

Le raccourcissement vrai est de 3 centimètres, mais le raccourcissement fonctionnel résultant de la flexion et de l'adduction est tel que l'enfant ne peut mettre le pied à terre et
se trouve dans l'impossibilité de marcher.

Les mouvements sont à peu près nuls ; les adducteurs, fortement tendus, s'opposent à tout essai d'abduction.

L'état général de l'enfant et les nombreuses suppurations
qui persistaient encore ne permettaient pas, à ce moment, de
tenter une intervention.

Celle-ci n'eut lieu que le 17 septembre 1902. Dès les premières manœuvres ayant pour but de mobiliser la tête en
déchirant les adducteurs, on entendit un bruit sec et on
constata une fracture oblique de la région sous-trochantérienne, grâce à laquelle il fut facile de réduire la position
vicieuse.

Le membre fut placé en abduction légère et immobilisé dans
cette position au moyen d'un bandage plâtré.

4 novembre. — La consolidation est complète. On applique un appareil plâtré descendant jusqu'au genou et l'enfant commence à marcher.

5 janvier. — Ce bandage est remplacé par un tuteur en cuir moulé, maintenant le membre en légère abduction. L'enfant marche librement. Le membre est massé et on commence une mobilisation prudente de la néarthrose. Le raccourcissement est de 25 millimètres.

11 mars. — L'enfant marche mieux, le membre reprend de la force, la hanche est capable de faire de légers mouvements en tous sens. Raccourcissement, 25 millimètres fort.

11 juin. — Suppression du tuteur. Le raccourcissement est de 3 centimètres.

17 septembre. — La démarche s'améliore de plus en plus, les mouvements reviennent, la flexion se fait jusqu'à 35 degrés, la rotation dans les deux sens est libre dans la moitié de son étendue. Le raccourcissement est toujours de 3 centimètres.

10 décembre. — L'enfant se fortifie de plus en plus. Lorsqu'elle fait attention à sa démarche, elle n'a qu'une légère claudication de flexion. La flexion est toujours limitée à 35 degrés ; les mouvements d'adduction sont assez étendus, mais l'abduction est presque nulle.

On reprend le massage et la mobilisation, interrompus depuis le mois de juin.

OBSERVATION IV

Luxation de la hanche consécutive à une arthrite aiguë, probablement ostéo-myélitique non suppurée. — Réduction complète.

M..., Marie-Louise, dix ans.

Bonne santé habituelle. A marché à un an.

Au commencement de janvier 1900, éruption de furoncles, qui disparurent assez vite ; mais, quelques jours plus tard, avec des signes généraux d'infection, fièvre, céphalée, sueurs profuses, etc., il se manifesta des douleurs qui, d'abord vagues, se localisèrent bientôt dans la hanche gauche. Ces douleurs devinrent très violentes, au point d'empêcher tout mouvement ; elles persistèrent pendant plus d'un mois et s'accompagnèrent d'une déformation progressive de la hanche. Au commencement de mars, les symptômes généraux et les douleurs disparurent, mais la déformation persistante fit amener l'enfant à l'hôpital.

A son entrée, on trouve : le membre inférieur gauche en attitude presque normale, avec seulement un peu d'adduction et de rotation interne et un raccourcissement de 55 millimètres. La déformation de la hanche est considérable ; le trochanter est remonté au niveau de l'E. I. A. S. et à 7 centimètres en arrière d'elle. En mettant la cuisse en flexion et adduction, on fait saillir la tête fémorale déplacée dans la fosse iliaque externe. La région inguinale est fortement déprimée.

Les mouvements d'extension et d'adduction sont intégralement conservés ; la flexion est réduite, l'abduction nulle.

L'enfant soulève bien son membre et exécute des mouvements actifs assez étendus, mais elle ne peut se servir de sa jambe pour marcher.

Il n'y a aucune douleur, aucun signe d'inflammation, à part une tuméfaction assez prononcée des ganglions iliaques.

7 mars 1900. — Réduction non sanglante. La traction avec la vis de Lorenz fait descendre le grand trochanter dans une assez grande étendue. La manœuvre d'abduction avec pression sur le trochanter produit ensuite assez facilement la réduction, qui est obtenue avec un ressaut très net.

La cuisse est immobilisée en abduction à 45 degrés et rotation interne légère, dans un bandage qui descend jusqu'au genou.

Dans les jours qui ont suivi l'intervention, l'enfant a présenté de la fièvre et il s'est développé une tuméfaction assez considérable à la partie interne de la région inguinale. Une collection purulente se forme à ce niveau et s'évacue spontanément le 27 mars. La fièvre disparaît aussitôt.

L'enfant est alors sortie de son plâtre et placée dans un cadre gouttière, qui maintient le membre en abduction. Elle y reste trois mois.

Au mois de juillet, elle commence à se lever et à marcher avec des béquilles.

En août, on note : le membre est en bonne position, avec, toutefois, un léger degré d'abduction et de rotation externe.

Raccourcissement, 1 centimètre.

Il persiste un empâtement peu considérable de la partie antéro-interne de la hanche. On peut imprimer au membre de légers mouvements d'extension et de flexion, mais les mouvements spontanés sont impossibles. L'enfant ne peut se servir de son membre pour marcher. La déformation de la hanche a disparu. Le trochanter est à peu près à son niveau normal et la tête ne se trouve plus dans la fosse iliaque. Il est difficile de préciser sa situation au palper, à cause de l'empâtement dur de la face antérieure.

La radiographie montre qu'elle se trouve au niveau du cotyle, un peu tournée en avant et en dehors, il s'agit donc d'un abaissement et d'une transposition en avant plutôt que d'une réduction véritable.

24 décembre 1903. — La cuisse est en très légère flexion sur le bassin et un peu en abduction.

Le raccourcissement est de 25 millimètres et malgré son accroissement, la malade et ses parents prétendent que la claudication est moindre.

L'ankylose est à peu près complète, à peine s'il subsiste un très léger mouvement de rotation en dehors provoqué. La tête du fémur ne paraît point correspondre à la cavité cotyloïde, car le grand trochanter dépasse de 25 millimètres la ligne de Roser-Nélaton.

Dans ces conditions, les mouvements volontaires ou provoqués du membre inférieur ne se font que par des mouvements coordonnés du bassin.

Une marche régulière n'est possible que pour quelques kilomètres, 3 ou 4 ; mais la jeune fille qui se trouve améliorée à ce point de vue fait de nombreuses courses en ville sans fatigue.

Depuis le traitement, il s'est ouvert spontanément, à intervalles réguliers d'une année, des abcès froids qui ont laissé leurs traces indélébiles au niveau de la hanche.

En ce moment, l'état général de la malade est excellent.

OBSERVATION V

Arthrite des deux hanches au cours de la fièvre typhoïde. —
Ankylose vicieuse à gauche, luxation iliaque à droite. —
Ostéotomie oblique sous-trochantérienne des deux côtés.

P..., Pierre, douze ans, né à Charette, n'a eu aucune maladie jusqu'à onze ans. A cet âge, fièvre typhoïde, compliquée d'escarres nombreuses au niveau des régions sacrée et trochantérienne. A leur suite, vraisemblablement par propagation, se produisit une inflammation des deux articles coxofémoraux, inflammation qui aboutit bientôt à une immobilisation complète de la cuisse gauche et à un raccourcissement de la droite, avec déformation de la hanche du même côté.

A l'entrée, le malade n'accuse aucune douleur.

Les deux régions trochantériennes sont couvertes de cicatrices adhérentes.

Le membre gauche est en flexion de 40 degrés sur le bassin. Les mouvements spontanés sont nuls, les mouvements passifs également, ce qui indique une ankylose complète de la hanche gauche.

A droite, le membre est en flexion et adduction légère. Il est raccourci dans une proportion assez considérable, difficile à évaluer à cause de l'attitude anormale de l'autre hanche.

Le trochanter est remonté et la tête du fémur flottante sous la peau.

Le malade se tient debout, mais avec une ensellure assez considérable.

La marche, rendue très difficile par l'ankylose vicieuse de la hanche gauche et la claudication considérable du côté droit, ne peut se faire qu'avec une canne.

Aucune tentative de réduction ne pouvant être tentée, à cause des adhérences cutanées au niveau de la tête fémorale luxée, on se contente de redresser successivement les deux membres par l'ostéotomie oblique sous-trochantérienne, qui fut pratiquée le 26 octobre 1900 du côté gauche, et le 15 février 1901 du côté droit.

Etat, le 7 novembre 1903. — L'ensellure a complètement disparu. Le sujet se tient debout et marche assez facilement pour remplir le rôle de berger. Le bassin est assez fortement incliné à droite.

La hanche gauche est complètement ankylosée, le membre est droit et ne présente qu'un peu d'adduction.

Le genou présente une mobilité un peu exagérée et une tendance à se déformer en *genu recurvatum*, sous l'action d'une inflexion juxta-épiphysaire de l'extrémité supérieure du tibia à sommet postérieur.

A droite, la position du membre est correcte. Le raccourcissement mesure 3 centimètres. La flexion se fait jusqu'à l'angle droit, mais les mouvements d'adduction et d'abduction sont très réduits.

OBSERVATION VI

Luxation de la hanche gauche consécutive à la scarlatine. —
Réduction.

B..., René, vingt-deux mois, né à Lyon, de parents en excellente santé.

Il est nourri au biberon, marche à quatorze mois et reste toujours bien portant jusqu'à l'âge de dix-neuf mois, âge auquel il a la scarlatine. Peu après sa convalescence, l'enfant cesse de marcher et accuse des douleurs violentes au niveau de la hanche gauche. Les moindres mouvements de ce membre, le moindre choc porté à son niveau lui arrachent des cris. Aussi est-il mis au repos, qui amène en quelques jours une diminution notable des douleurs.

Cependant, l'enfant, ne pouvant marcher, est porté à la clinique chirurgicale.

Toute souffrance a disparu, mais, à l'examen, deux faits frappent immédiatement : ce sont la position du membre inférieur et la déformation de la région de la hanche.

La jambe est en adduction telle que la ligne médiane du corps la croise à la partie moyenne du tibia. Elle a subi une légère rotation interne, rotation qui, jointe à l'adduction, ne permet pas de mesurer exactement le raccourcissement très prononcé du membre.

La cuisse, non complètement fixée dans cette position, peut exécuter, sans provoquer de douleur et sans éprouver de résistance, de faibles mouvements de flexion et d'extension.

La région de la hanche est très déformée. Il n'y a ni gonflement ni tuméfaction, mais on trouve une saillie très nette, constituée par le grand trochanter remonté au niveau de l'épine iliaque antéro-supérieure. La tête fémorale ne peut être perçue. La cavité cotyloïde est vide.

Le diagnostic de luxation spontanée porté, une intervention non sanglante est décidée.

28 juin. — La réduction est faite sans difficulté et le membre maintenu en abduction à 90 degrés dans un appareil plâtré.

6 septembre. — L'appareil enlevé permet de reconnaître que la tête affecte ses rapports normaux avec les vaisseaux et les muscles de la région, en un mot que la réduction est parfaite. Nouveau plâtre.

3 novembre. — Mêmes observations. Même attitude.

7 février. — La tête conserve ses rapports normaux. Nouvel appareil plâtré.

9 mars 1900. — Les résultats obtenus amènent l'ablation définitive du bandage plâtré. La tête, sous-jacente aux vaisseaux, ne les déborde pas sensiblement en dedans. Il n'y a ni attitude vicieuse, ni raccourcissement. Tous les mouvements sont libres et faciles, à l'exception des mouvements de flexion, qui sont presque nuls.

28 octobre 1903. — L'enfant conserve une légère asymétrie de la démarche, pas assez prononcée pour mériter le nom de claudication. La marche ne le fatigue nullement et se fait aussi longtemps que chez les enfants de son âge.

Le raccourcissement est nul. Les mouvements se font très bien : la flexion dépasse l'angle droit, la rotation externe ou interne est absolument libre. A peine si l'abduction se trouve légèrement limitée.

Par le palper, on reconnaît que la tête fémorale occupe, par rapport aux vaisseaux, sa position normale.

OBSERVATION VII

Luxation de la hanche consécutive à la fièvre typhoïde. — Escarres adhérentes à la tête. — Ostéotomie sous-trochantérienne.

C..., Julien, douze ans, né à Marcols, sans antécédents héréditaires ni personnels.

Il y a six mois, l'enfant fut atteint de fièvre typhoïde et, durant le cours de sa maladie, de nombreuses escarres apparurent au niveau de la région sacrée et des grands trochanters. La guérison de ces plaies ne fut qu'une affaire de jours, mais des douleurs assez vives se firent sentir au niveau des hanches et provoquèrent une grande faiblesse des membres inférieurs et une position vicieuse de la hanche gauche.

Les douleurs n'eurent que peu de durée, mais les membres inférieurs conservant leur faiblesse et la jambe gauche sa position anormale, l'enfant fut conduit à l'hôpital.

A l'examen, escarres nombreuses non cicatrisées au sacrum et au niveau des grands trochanters.

Amaigrissement et faiblesse du membre inférieur droit, dont les mouvements sont assez bien conservés. La flexion dépasse l'angle droit et l'extension atteint environ 145 degrés.

Le membre inférieur gauche présente trois anomalies principales :

1° Elle est en flexion à angle droit sur le bassin et en adduction.

2° Elle est très raccourcie.

3° L'extrémité supérieure du fémur, placée dans la fosse iliaque, où elle adhère à la peau d'une escarre, fait, au niveau de cette région une saillie accentuée.

Les mouvements du membre, surtout l'extension, sont très limités.

Après avoir obtenu la guérison des escarres, on pratique, le 28 juillet 1902, l'ostéotomie oblique sous-trochantérienne du fémur.

Les suites opératoires sont excellentes.

20 novembre 1902. — L'assouplissement du membre droit fait beaucoup de progrès et des mouvements normaux peuvent s'effectuer.

A gauche, l'attitude du membre est bonne, mais il persiste un raccourcissement de 5 centimètres. L'enfant parvient à le corriger, en ne reposant son pied que sur la pointe. Il marche sans appui, mais avec une claudication assez prononcée.

La flexion se fait dans une étendue de 45 degrés. L'adduction est aussi assez étendue, mais l'abduction est à peu près nulle.

OBSERVATION VIII

(Due à l'obligeance de M. le professeur agrégé Bérard.)

*Luxation post-coxalgique de la hanche. — Essais infructueux
de réduction non sanglante. — Réduction sanglante, avec
modelage de la tête et creusement du cotyle. — Infection
et nécrose secondaire de la tête fémorale.*

L..., Joséphine, quatorze ans, née à Lyon, d'une mère bien
portante et d'un père rhumatisant, a perdu une sœur des
suites de la coqueluche.

Elevée au sein par une nourrice, .elle eut la rougeole à
un an et marcha à quatorze mois, en ne présentant ni claudication, ni attitude vicieuse d'un membre inférieur.

A quatre ans, elle fit un séjour à l'hôpital de Genève pour
un mal de Pott lombo-sacré et un abcès, très probablement
résiduel de ce mal vertébral, placé sur le côté gauche du
sacrum.

Parallèlement à ces lésions, quelques signes d'arthrite
apparurent au niveau de la hanche gauche. Après leur disparition rapide, l'enfant se leva, mais dévoila à ceux qui
l'entouraient, avec ses premiers pas de convalescente, une
claudication très nette de la jambe gauche.

Dans la suite, la boiterie s'accentuant de plus en plus,
sans phénomènes inflammatoires au niveau de l'article coxo-
fémoral, l'enfant fut conduite à la Charité, dix ans après
l'apparition de la claudication.

7 septembre. — Actuellement, la malade ne souffre pas,
mais elle présente deux faits caractéristiques : une position
vicieuse de son membre inférieur gauche et une déformation
de la hanche correspondante. Profondément atrophié, le membre gauche est en légère flexion, adduction et rotation interne.

La hanche est surélevée et le palper démontre que le fait
est dû au grand trochanter, qui est proéminent au-dessus

de la ligne de Roser-Nélaton. En arrière de lui, sous les muscles fessiers atrophiés, la tête fémorale est perçue et le col roule facilement sous le doigt, comme la chose a lieu souvent dans les luxations pathologiques.

La région du triangle de Scarpa est creuse, par l'absence de la tête du fémur à sa place normale.

Les mouvements spontanés sont tous limités, en particulier l'abduction, car les muscles adducteurs sont contracturés. Les mouvements provoqués n'ont pas plus d'amplitude.

Debout, l'enfant se tient sur la pointe du pied et ne peut reposer sur la plante sans donner lieu à une scoliose de compensation de la colonne vertébrale.

La marche est difficile et, malgré une grande habitude, elle ne peut éviter un mouvement de plongeon.

Le raccourcissement est de 4 centimètres.

Cet ensemble de symptômes fait porter le diagnostic de luxation pathologique post-coxalgique, diagnostic que vient appuyer la radiographie. Une épreuve nous montre, en effet, la tête et le col fémoraux ayant leurs dimensions normales, mais un peu d'aplatissement aux points où la tête repose sur le néocotyle, et le toit de la cavité cotyloïde rasé de façon à amener un évasement de cette dernière à sa partie supérieure.

Examinée sous anesthésie, la malade présente les mêmes signes fonctionnels. Quoique la contracture des adducteurs s'oppose aux mouvements d'abduction, une réduction par manœuvres externes est tentée. Mais, malgré le massage et le pétrissage des muscles de la région interne de la cuisse avec le bord cubital de la main, les essais sont infructueux et une intervention sanglante est décidée.

Suivant le procédé de Lorenz, les muscles adducteurs sont sectionnés, mais des résistances subsistant encore, le retour de la tête au niveau du cotyle est impossible et on se détermine à une réduction sanglante.

18 septembre. — Incision des parties cutanées suivant une section dont la partie médiane porte au niveau du grand tro-

chanter, dont la partie inférieure suit l'axe du fémur et dont la partie supérieure se dirige en haut et en arrière, en faisant une courbe à convexité postéro-inférieure.

Après l'incision des téguments, on passe entre les faisceaux du moyen fessier, dont on en coupe quelques-uns pour se faire du jour.

La capsule est incisée longitudinalement sur la tête et le

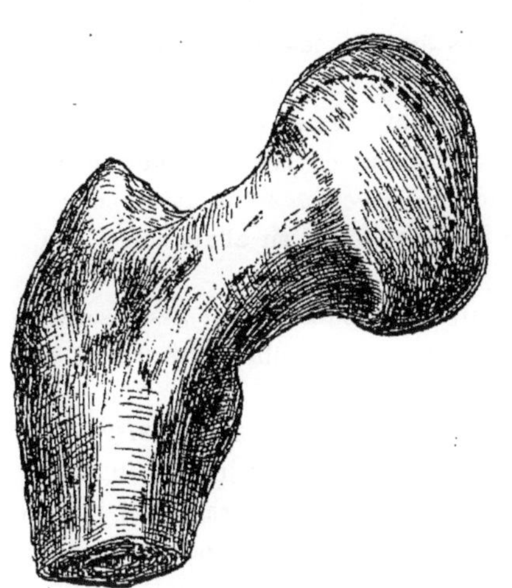

La tête est modelée au cours de l'intervention suivant le pointillé.

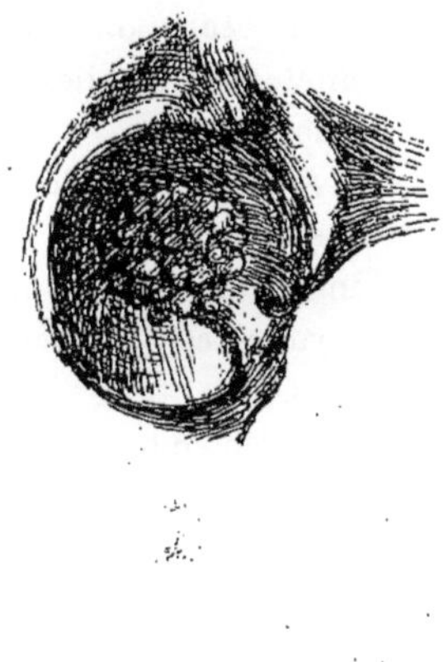

Cotyle de dimensions restreintes présentant un paquet adipeux dans sa profondeur.

col, et ce dernier est, ainsi que les deux trochanters, dénudé au détache-tendons.

La tête est, dès lors, facilement luxée dans la plaie, sans que l'on ait à s'occuper du ligament rond, qui n'existe plus.

Elle apparaît déformée, aplatie dans sa portion postéro-inférieure, où le cartilage est aminci, et elle revêt assez vaguement l'aspect de tampon.

La tête étant maintenue hors de la plaie, le cotyle exploré

paraît amoindri dans ses dimensions, surtout sur ses pourtours, assez profond et comblé d'une masse graisseuse. En avant de lui, nulle trace de la capsule.

La cavité cotyloïde est alors évidée, mais la disproportion des surfaces fémorale et cotyloïdienne nécessite le modelage de la tête du fémur au couteau ostéotome, par tâtonnements, successifs, jusqu'à ce que ses dimensions soient adaptées à celles de la cavité.

La réduction s'opère alors par des manœuvres pénibles analogues à celles utilisées dans le cas de luxation congénitale.

Après suture profonde des muscles et des débris capsulaires et passage de drains en avant du col du fémur, par les incisions externe et interne (l'interne a été faite pour les myotomies), le membre est immobilisé en abduction à 45 degrés.

29 septembre. — Les suites immédiates sont assez satisfaisantes, bien que la température ait oscillé entre 38° et 39°3 jusqu'au 29 septembre.

Au bout de ce temps, elle s'abaisse entre 38°4 et 37°2, mais, le 22 octobre, il se fait une oscillation allant jusqu'à 40 degrés. et, à partir de ce moment-là, la température prend le type des tracés d'infection, avec crochets plus ou moins accentués entre 37°2 et 39 degrés, si bien que, le 14 novembre, devant une recrudescence des phénomènes de suppuration par les deux drains laissés en place, on fait une exploration de l'extrémité supérieure du fémur.

On reconnaît alors, après avoir traversé un abcès établi sous les muscles fessiers, que la tête fémorale est nécrosée et qu'elle s'est spontanément fracturée pour constituer un véritable séquestre en grelot dans la cavité cotyloïde, séquestre qui entretient la suppuration.

L'ablation de cette tête séquestrée est assez facile.

A partir de ce moment, la température baisse et, depuis le 1er décembre, elle se maintient entre 37°8 et 37°3.

L'état général de l'enfant est parfait, mais on ne peut naturellement pas prédire encore les résultats fonctionnels.

CHAPITRE IV

DIAGNOSTIC

Si l'observation nous permet la connaissance exacte des antécédents du malade, de l'infection dont il a été atteint, de la déformation qui a suivi des phénomènes d'arthrite et de l'impotence qui lui a été consécutive, le diagnostic de la luxation est de la plus grande facilité. Un tel type clinique ne peut, en effet, se présenter que dans une dislocation congénitale compliquée d'arthrite, dans laquelle la déformation préexistant à l'infection et la claudication caractéristique qui l'accompagne permettent de supprimer d'emblée tout doute sur cette lésion.

Mais de tels anamnestiques ne peuvent nous être donnés que chez un sujet qui a marché normalement pendant quelque temps. Le diagnostic est des plus épineux quand il s'agit d'enfants qui ne dévoilent leur déformation des hanches et leur claudication que dans leurs premières tentatives faites pour marcher.

Cependant, si, dans le cours d'une pyrexie, le malade a présenté pendant un laps de temps variable des symptômes d'arthrite qui ne se sont point renouvelés, une luxation pathologique est possible, car dans les cas congénitaux, la coexistence d'une véritable arthrite est d'une extrême rareté, celle d'une arthralgie à durée

et à récidives indéterminées excessivement fréquente,
au contraire.

L'hypothèse gagne en certitude quand l'amplitude des
mouvements, contrairement à ce qui a lieu pour la luxation congénitale, est diminuée et que la radiographie
milite en faveur de la luxation spontanée.

Il résulte, en effet, de l'étude comparée d'épreuves
de ces deux lésions que, dans le premier cas, le col se
présente de champ, le noyau épiphysaire se plaçant au-
dessus et en dedans du col, tandis que dans le second
le noyau épiphysaire se place directement au-dessus de
la diaphyse fémorale comme un point sur un i.

L'inconstance d'une telle différenciation ne permet
point cependant la certitude dans tous les cas envisagés
et la date d'apparition de la déformation de la hanche
jointe aux phénomènes d'arthrite qui s'y sont localisés
et à la limitation des mouvements restent les signes diffé-
rentiels principaux de la luxation spontanée.

Or, dans la grande majorité des cas, on arrive à conclure que la déformation de la hanche est la conséquence d'une lésion développée au cours d'un état pathologique infectieux.

S'agit-il alors d'une luxation spontanée, d'une simple
position vicieuse, d'une arthrite suppurée, d'un décollement épiphysaire ou d'une subluxation bacillaire peu
étendue ?

L'attitude vicieuse du membre généralement en adduction et survenant dans le cours d'une lésion circumvoi-
sine de l'article, se différencie avec d'autant plus de facilité que le grand trochanter n'a pas changé par rapport
à la ligne de Roser-Nélaton, que le pli inguinal saillant

permet de sentir la tête fémorale et qu'il n'y a point de raccourcissement réel du membre.

La différenciation de la dislocation spontanée d'avec les déformations consécutives aux arthrites suppurées de la hanche du premier âge, que notre maître a décrites dans la thèse de Cokinos, est importante, car elle conduit à une thérapeutique toute différente.

Or, le fait qui caractérise principalement ces déformations, c'est l'atrophie ou la destruction complète de l'épiphyse fémorale. Le palper ne peut pas donner de renseignements très précis sur l'état de la tête du fémur chez de très jeunes enfants et il faut s'en tenir à la radiographie qui montre le noyau épiphysaire très réduit ou même complètement absent. L'extrémité supérieure du fémur est alors réduite à un moignon informe, sur lequel toute tentative de réduction est inutile, parce qu'il n'y a rien à réduire dans le cotyle.

Le diagnostic, avec le décollement épiphysaire produit au cours de l'ostéomyélite, par exemple, est facile, surtout chez les sujets peu âgés.

Si la position anormale du membre, l'amplitude des mouvements quoique ne ressemblant point à celles de la dislocation pathologique, ne permettent point le diagnostic, un syndrome donné par le palper et affirmé par la radiographie reste constant dans le décollement épiphysaire seul : c'est la présence de la tête du fémur à sa place normale, au niveau du cotyle auquel elle est restée adhérente, tandis que le grand trochanter séparé de l'épiphyse est remonté à une hauteur variable dans la fosse iliaque externe.

Enfin, une affection, la coxalgie, peut donner lieu à

une subluxation étendue ou à une luxation vraie. L'intervention de la radiographie, dont les épreuves nous montrent dans chaque cas des altérations osseuses typiques, est d'autant plus importante que, dans une luxation vraie, l'ankylose est presque certaine, tandis qu'elle est à peu près impossible dans une subluxation étendue.

Le diagnostic de luxation pathologique porté, le traitement étant fonction de sa variété, le diagnostic différentiel s'impose.

S'il s'agit des cas extrêmes, la marche de l'arthrite, l'acuité de ses symptômes, l'impossibilité de sentir une tête intacte, malgré l'atrophie très prononcée des muscles, l'ouverture d'abcès circumvoisins sont autant de probabilités en faveur d'une luxation par destruction.

Dans les cas intermédiaires, l'hésitation suspend toute décision et la radiographie seule, en nous montrant la conservation ou la destruction plus ou moins prononcée des parties articulaires, nous donne un diagnostic ferme et sûr.

Si parfois la radiographie nous dévoile une obliquité ou une atrophie du toit, nous ne devons point conclure à un signe absolu de déformation osseuse contre indiquant la réduction, car la pratique viendrait s'opposer à une pareille interprétation.

De cet aperçu rapide sur le diagnostic différentiel, nous devons conclure qu'il est de toute nécessité de reconnaître d'abord la luxation pathologique, ensuite sa nature, car nous allons le voir, le traitement est surtout fonction de cette dernière.

CHAPITRE V

TRAITEMENT

Le traitement des luxations pathologiques de la hanche, doit être d'abord préventif. Il faut prévoir cet accident au cours des arthrites, quelle que soit leur nature, et s'appliquer à le prévenir en immobilisant le membre en bonne position, et en exerçant sur lui une traction capable de lutter contre l'effort des muscles qui tend constamment à porter le fémur en haut et en arrière.

De plus, au cours des pyrexies et de toutes les maladies infectieuses graves, on devra prêter attention aux moindres symptômes douloureux accusés au niveau des hanches, et même s'assurer, par des examens répétés, de l'intégrité de ces articulations. Peut-être pourra-t-on saisir ainsi sur le fait l'arthrite en voie d'évolution et empêcher, par le traitement approprié, la luxation susceptible de survenir au moment de la convalescence.

Lorsqu'on se trouve en présence d'une dislocation constituée, la conduite est forcément variable, suivant qu'il s'agit d'une luxation par destruction ou d'une luxation par distension et évasement.

I. Traitement des luxations par destruction.

Les lésions osseuses qui l'ont causée, sont un empêchement absolu à toute réduction stable. La tête fémorale, aplatie, déformée, réduite souvent à l'état de moignon informe, le cotyle évasé, étalé, sans limites précises, sans toit bien constitué, ne se prêtent plus à la reconstitution d'une articulation normale.

On en est réduit au traitement palliatif qui consiste à corriger la position vicieuse, de manière à permettre l'usage du membre pendant la marche.

Cette indication peut être suivie à l'aide de divers moyens dont l'étude comparée nous entraînerait trop loin de notre sujet.

Le redressement lent ou brusque, l'ostéoclasie, les diverses sortes d'ostéotomie peuvent avoir leurs avantages dans certains cas particuliers. Cependant, l'ostéotomie oblique sous-trochantérienne est préférable, car elle favorise la correction de l'attitude vicieuse par une opération simple, peu dangereuse ; elle évite le raccourcissement dû à l'opération et permet parfois un accroissement de longueur du membre, ce qui n'est pas à dédaigner.

Aussi, ce moyen dont les résultats sont relativement si satisfaisants, est-il de beaucoup le plus employé.

Nous insistons sur ce sujet parce que, dans ces dernières années, on a fait le procès des néarthroses de luxations pathologiques et proposé pour les traiter des moyens différents.

Lorenz surtout a fait remarquer les conditions anormales de l'extrémité supérieure du fémur. Fixée au bassin en position d'adduction plus ou moins forte, par de simples adhérences fibreuses, située trop en arrière de l'axe statique du bassin, elle supporte le poids du corps dans des conditions d'autant plus mauvaises que toute pression transmise par les os iliaques tend à exagérer l'adduction, à tirailler les adhérences fibreuses et à projeter au dehors l'extrémité supérieure du fémur.

Les conséquences de cet état pathologique sont une certaine inaptitude aux longues marches, de la fatigue rapide et même des douleurs.

De là le principe d'une méthode consistant à corriger la position vicieuse par une opération intra-articulaire, à reporter l'article iléo-fémoral le plus en avant possible, et à mettre le fémur en abduction pour lui donner sur le bassin un appui osseux.

Deux auteurs, Lorenz et Calot se sont appliqués à réaliser ce principe.

En 1894, au Congrès de Rome, le chirurgien autrichien a exposé ses recherches pour l'obtention d'un résultat par une opération sanglante.

Considérant que l'obstacle à la réduction réside plus dans les groupes musculaires qui se fixent au niveau de l'ischion et de l'épine iliaque antéro-supérieure que dans les fessiers, Lorenz propose leur section, pour permettre une heureuse transposition.

A ce sujet, du reste, l'éminent professeur s'exprime à peu près ainsi : « L'extension et la contre-extension du membre étant faite, je pratique une myotomie sous-cutanée des adducteurs et des muscles à insertions ischiatiques. Secondairement, je pratique celle des muscles qui se fixent sur l'épine iliaque, par l'intermédiaire d'une incision de 6 à 7 centimètres, qui, partie de cette dernière, se dirige directement en bas.

La capsule est alors ouverte par une incision cruciale et le membre porté en adduction et flexion, de manière à mettre en rapport la tête du fémur et le cotyle. Après dégagement de la tête des brides fibreuses qui l'entourent, le cotyle aplati est plus ou moins creusé, de façon à pouvoir maintenir la tête fémorale qui est descendue à son niveau, grâce à un mouvement d'extension du fémur. Après sutures, le membre est immobilisé dans un plâtre en légère abduction. »

Après avoir préconisé une pareille intervention, Lorenz est revenu récemment sur ce sujet et a proposé une méthode non sanglante, pour obtenir l'apposition latérale de l'extrémité supérieure du fémur contre le bassin.

« Dans ce but, les adducteurs étant déchirés, je cherche par des tractions manuelles à abaisser la tête fémorale de 2 et 3 centimètres, et à la transposer par des mouvements convenables en hyperextension et hyperabduction vers l'E. I. A. S.

Cela fait, j'immobilise le membre dans cette position pendant trois ou quatre mois.

Ce laps de temps passé, je rapproche le membre pour le fixer de nouveau pendant 90 ou 100 jours.

A cette immobilisation, je substitue dans la suite un traitement gymnastique et orthopédique pour obliger la tête fémorale à rester dans sa position antérieure. »

Calot, de son côté, indique une méthode à peu près analogue.

Elle consiste à amener dans l'ancien cotyle, par des manœuvres de réduction, non la tête qui est détruite ou insuffisante, mais le grand trochanter, et à l'y maintenir assez longtemps pour avoir une ankylose serrée et solide.

Tout en reconnaissant les avantages théoriques de ces

méthodes, il faut attendre leurs résultats pour juger de leur valeur pratique.

Dans quelle mesure cette transposition de la tête ou du trochanter est-elle possible ? Est-il prudent de rompre les liens fibreux qui se sont faits spontanément entre le bassin et le fémur, et a-t-on la certitude d'obtenir une ankylose ou même une solidité équivalente dans la nouvelle position ? Enfin, le résultat à attendre est-il suffisant pour justifier un traitement aussi long, alors même qu'il serait démontré qu'il est sans inconvénient ?

Voici autant de questions auxquelles on ne pourrait répondre qu'avec des faits. Or, ceux-ci manquent ; Lorenz n'a appliqué jusqu'ici sa méthode qu'à des luxations congénitales anciennes, qui diffèrent naturellement beaucoup des luxations coxalgiques ou ostéomyélitiques, et les observations de Calot sont encore trop récentes.

Peut-être, d'ailleurs, a-t-on exagéré les inconvénients de la position postérieure de la tête ? La lassitude rapide et les douleurs ne semblent pas être un inconvénient aussi constant qu'on a paru le dire. Nous allons, au contraire, chercher à montrer plus loin que, dans la seconde catégorie de faits que nous étudions, les luxations par distension et évasement, la néarthrose spontanée, est susceptible d'un fonctionnement assez satisfaisant, lorsqu'on a seulement redressé le membre.

II. Traitement des luxations par lésions des parties molles.

L'absence d'altérations osseuses accentuées, conduit à admettre la possibilité d'une réduction qui pourra être une guérison radicale, si les altérations de la capsule et du fibro-cartilage ne sont pas assez considérables pour empêcher ces organes de jouer leur rôle d'agents de contention.

La réduction doit donc être la première préoccupation du traitement. On l'a tentée soit par la méthode non sanglante, soit par la méthode sanglante.

A. — Réduction non sanglante

Les méthodes de choix dans la réduction d'une luxation pathologique de la hanche sont analogues à celles usitées aujourd'hui dans le traitement des luxations congénitales. (Méthodes de Paci, Schede, Lorenz, Nové-Josserand, etc...)

Nous n'insisterons point sur l'historique de ces méthodes que l'on trouvera étudiées en détail dans les thèses de Comte et de Trénel, où se trouve également décrit le manuel opératoire de M. Nové-Josserand, manuel qui a été employé dans les observations I, II, IV et VI ci-jointes.

On commence par mobiliser la hanche, temps rendu souvent difficile par la résistance des adducteurs rétractés.

Dans les quatre observations citées, ces muscles ont cédé facilement à un mouvement forcé d'abduction, la cuisse étant fléchie à angle droit. Mais dans l'observation III, au cours de cette manœuvre, il s'est produit, sans grand effort, une fracture du col fémoral.

L'impossibilité de prévoir cet accident, doit plus facilement décider à faire la section des adducteurs, quand ils paraissent opposer une résistance un peu forte.

C'est le meilleur moyen d'éviter une fracture, favorisée dans certains cas pas une friabilité anormale des os.

La traction avec la vis de Lorenz, employée dans nos observations II et IV, est aujourd'hui reconnue inutile, ainsi que l'extension préliminaire.

La mobilisation obtenue, on recherche la réduction d'abord par le mouvement d'abduction forcée en flexion ou en extension, combiné avec une pression plus ou moins forte sur le grand trochanter.

S'il paraît exister des obstacles capsulaires, on les surmonte, si possible, par la manœuvre de la pompe de Hoffa, et on cherche l'obtention de la réduction par diverses manœuvres pour le détail desquelles nous renvoyons aux thèses précédemment citées « réduction sur le coin — tractions sur la cuisse fléchie, etc... »

Généralement, en se faisant, la réduction ne donne pas la sensation d'un ressaut brusque, comme dans les luxations traumatiques et la plupart des luxations congénitales. C'est plutôt une sorte de glissement sans secousse, sans bruit, qui ramène la tête à sa place sous les vaisseaux fémoraux, tandis que la hanche reprend sa forme et le membre sa longueur.

Un tel symptôme montre bien que le cotyle n'est pas disposé pour retenir la tête et que la contention, après réduction, est naturellement nécessaire.

Comme dans la luxation congénitale, le membre est mis en abduction plus ou moins accentuée, pouvant aller jusqu'à l'angle droit et immobilisé dans cette position, pendant un laps de temps de six à huit mois.

Durant ces manœuvres, deux accidents sont à redouter : une fracture du fémur telle qu'en ont observée Kümmer, Dittel, Dolbeau et nous-même (obs. III), et un réveil de l'arthrite qui semblait complètement éteinte (obs. IV).

Si le premier accident ne comporte pas, comme nous le verrons plus loin, un mauvais pronostic, le second, tout en n'empêchant point la guérison, est presque toujours suivi, comme chez notre sujet, d'une légère limitation de certains mouvements.

Dans nos observations, la réduction s'est maintenue deux fois (obs. I et VI).

Dans celles que nous avons pu recueillir entièrement, elle a été impraticable dans près de la moitié des cas.

Cette irréductibilité, nullement en rapport avec l'âge du sujet ou avec l'ancienneté de la dislocation, dont la réduction exige seulement quelques manœuvres de force (obs. I, III et IV), est fonction de la nature de la maladie qui l'a causée.

En moyenne, sur dix luxations irréductibles, huit relèvent de la typhoïde et deux du rhumatisme.

La constance d'une arthrite suppurée dans la première pyrexie permet de supposer que l'irréductibilité d'une luxation spontanée est souvent fonction de la nature de l'exsudat articulaire.

Résultats fonctionnels. — Après réduction et immobilisation prolongée du membre, le résultat fonctionnel paraît de prime abord excessivement variable.

En réalité, il est soumis à deux facteurs : l'âge du sujet et l'ancienneté de la dislocation.

Dans ces mêmes conditions, chez les enfants de 2 et 4 ans, la réduction est suivie d'une correction de l'attitude vicieuse du membre. La claudication résultante du raccourcissement n'existe pas. Les mouvements conservent leur amplitude à l'exception de l'abduction qui est toujours limitée. La marche rendue facile se fait le plus souvent sans fatigue.

Chez les enfants de 10 à 15 ans, le raccourcissement et la limitation plus grande des mouvements sont constants, d'après les observations de Lorinser, Dittel et Dolbeau.

Exceptionnels sont à nos yeux les cas de guérison complète chez des sujets de 8 à 10 ans, traités par MM. Kirmisson et Delens, qui ne nous font pas connaître les résultats lointains de leur intervention.

Dans une luxation ancienne, les extrémités osseuses étant plus ou moins atrophiées, le résultat final ne peut qu'être inférieur au précédent.

Chez deux enfants de 8 et 10 ans, traités l'un par Dittel, l'autre dans le service de notre maître, la claudication était accentuée, l'ankylose complète dans le cas de Dittel, l'amplitude des mouvements très réduite dans notre cas personnel.

Mais il n'en est pas toujours ainsi.

Trois sujets âgés de 2 et 4 ans ont récupéré la solidité de leur article, l'amplitude de tous les mouvements, sauf de l'abduction et leur résistance primitive à la marche. A peine subsistait-il parfois une légère claudication.

Cette disproportion dans les suites de la réduction, montre d'autant mieux les rapports entre l'excellence des résultats et l'âge des enfants que l'ancienneté des luxations était deux et trois fois plus grande (18-14 mois) chez les sujets de 2 et 4 ans que chez ceux de 8 et 10 ans.

L'excellence des résultats obtenus est donc fonction de

l'âge de la dislocation et de celui du sujet, particulièrement dans les cas anciens.

L'identité des résultats est typique, quelle que soit
l'ancienneté de la luxation, chez de très jeunes sujets.

Récidives. — Un accident, favorisé par les lésions des
surfaces articulaires, peut survenir par défaut d'immobilisation et d'extension du membre : c'est la récidive.

Bonnet, Delens l'ont observée plusieurs fois ; ils constatent qu'une seconde réduction est en général plus facile
que la première et nécessite pour son maintien une immobilisation plus longue.

Mais quand il est impossible de réduire de nouveau,
il faut se contenter du meilleur pis aller.

Dans nos deux observations, où la réduction ne s'est
pas maintenue, la tête s'est mise dans un cas en transposition antérieure avec appui du trochanter contre le bassin ; dans l'autre, elle n'a pu avoir ses limites détermi-
nées.

B. — Réduction sanglante

Quand il est impossible de réduire par manœuvres externes, « réintégrer opératoirement la tête fémorale au
niveau du cotyle serait un moyen rationnel et idéal, écrit
Ollier, au point de vue des résultats ».

Dans la poursuite de ce but, la meilleure intervention
est la suivante :

Incision des parties molles par le procédé de Langen-
beck, supérieur à celui de Kocher et au moins égal à celui
de Hoffa.

Découverte des pelvi-trochantériens dont la rétraction

demande leur désinsertion du grand trochanter au moyen de la rugine.

Le membre porté alors en adduction fait saillir la tête, à moins d'obstacles ligamenteux qui nécessitent leur section, ou musculaires qui demandent des myotomies (Hoffa, Lorenz).

La tête libérée, portée en dehors, le cotyle apparaît, rempli de tissu fibreux dont l'ablation est nécessaire ; le cartilage, qui s'oppose jusqu'à un certain point à la constitution d'une ankylose, ne doit pas être touché.

Les extrémités osseuses détergées, la réduction est faite par des mouvements appropriés et le membre immobilisé dans un plâtre en abduction et rotation externe. (Lorenz, Pâhr et autres chirurgiens.)

La longueur et la gravité de cette intervention, dans laquelle les risques d'infections sont multipliés par la difficulté des manœuvres et l'étendue des débridements nécessaires, sont un argument contre elle.

L'observation qu'a bien voulu nous transmettre M. Bérard, en est un exemple frappant.

Mais, de tels inconvénients sont-ils compensés par l'excellence des résultats ?

Calot ayant traité des dislocations postcoxalgiques, écrit :

« Les sujets conservent quelques mouvements utiles : la boiterie grande au début, disparaît après un exercice de quelques mois. L'attitude est parfaite et le raccourcissement ne dépasse pas 3 centimètres. »

Champenois, moins enthousiaste, parle de bonne position du membre, mais non de son état fonctionnel.

Pâhr et Graff obtiennent d'une façon très inconstante

des suites aussi heureuses que celles de Calot et observent plusieurs cas d'ankylose presque totale.

Tout à fait exceptionnelle est la luxation post-scarlatineuse qui guérit dans les mains de Karewski, avec un raccourcissement de 1 centimètre et un retour complet des fonctions du membre.

Si on ne juge pas seulement de l'intervention sanglante d'après son application dans les luxations spontanées, une claudication très nette, une limitation prononcée des mouvements et une grande faiblesse de la hanche sont, règle générale, ses conséquences, quand aucun obstacle ne s'est opposé à la guérison.

La réduction a-t-elle, en effet, été possible et n'a-t-elle pas nécessité une autre intervention ? Elle peut ne pas se maintenir et, dans ce cas, la décapitation du fémur devient une opération nécessaire.

Une infection s'est-elle produite au niveau de l'article, il peut y avoir généralisation et mort du sujet.

C. — Traitement palliatif

Quatre procédés, de valeur inégale, ayant plus ou moins fait leurs preuves, se présentent au chirurgien.

I. *Transposition non-sanglante.* — Cette méthode consiste dans les cas où des manœuvres régulières de réduction n'ont pas abouti, à repousser la tête le plus haut possible, en avant, vers l'E. I. A. S. et à la fixer à ce niveau par une immobilisation de huit à neuf mois. A ce prix seulement, il est possible d'obtenir une amélioration comparable à celle que donne la transposition antérieure dans les luxations congénitales.

Nous ne connaissons que deux cas où cette méthode ait été employé et encore en ignorons-nous les résultats dans l'observations de Champenois.

L'attitude vicieuse avait été corrigée, écrit-il, et tout faisait espérer un succès relatif.

Qu'étaient devenus les mouvements ?

N'y avait-il point de raccourcissement ? La marche était-elle facile ?

Aucun de ces points n'est mentionné.

Dans notre cas personnel, le membre en position normale est raccourci de 5 centimètres. Tous les mouvements sont normaux à l'exception de l'abduction qui est nulle. La marche n'est pas fatigante. La claudication est très légère.

II. — *Redressement pur et simple.* — Champenois, Krônlein, Weil emploient cette méthode chez plusieurs sujets et en constatent les mauvais résultats.

La tête luxée étant dans une position postérieure, peu favorable au développement d'une néarthrose, un pareil redressement amène presque toujours la déchirure des tissus fibreux qui fixent l'extrémité du fémur et compromet constamment la stabilité de la néo-articulation qui est la condition essentielle du bon fonctionnement du membre.

Dittel et Friedheim seuls obtiennent chacun une fois une bonne attitude et une assez grande amplitude des mouvements.

III. — *Décapitation du fémur.* — Préférée à l'ostéotomie par Kümmer et Ruch, la décapitation n'a à son actif qu'un succès relatif, dû à Karewski.

Les sujets traités par les deux premiers chirurgiens,

présentent toujours un raccourcissement très important ; et ce que l'on sait de la résection de la hanche dans d'autres affections, en particulier dans la luxation congénitale, doit nous faire penser *a priori* que la stabilité de l'articulation doit être moindre que si on conserve la tête.

IV. — *Ostéotomie sous-trochantérienne.* — Sonnenburg applique le premier cette méthode dans un cas de luxation spontanée et obtient une guérison presque complète.

« Il subsiste à peine, dit-il, une légère claudication »

Nous en rapportons nous-même trois observations auxquelles on peut ajouter notre cas de fracture sous-trochantérienne qui a joué le rôle d'une ostéoclasie.

Chez nos sujets, le raccourcissement est en moyenne de 3 centimètres ; la position du membre est bonne et reste telle, les mouvements sont réduits, mais non supprimés ; la claudication est peu prononcée et le résultat fonctionnel n'est, en somme, pas mauvais.

Comparaison des méthodes et indications

Le choix entre ces différentes méthodes de traitement doit reposer plus sur les résultats qu'elles ont donnés que sur des considérations théoriques.

Il résulte de ce que nous avons écrit plus haut, que la réduction non-sanglante est la seule méthode susceptible de donner des résultats méritant le nom de guérison complète. Encore avons-nous vu que le résultat fonctionnel n'est pas toujours en rapport avec l'excellence du résultat anatomique.

Chez les enfants un peu âgés, la persistance de légères raideur et claudication est un fait à peu près constant.

Néanmoins, la réduction non- sanglante est la première méthode à employer, quand elle n'a pas de contre-indication nette.

Les contre-indications peuvent résulter tantôt de l'état des tissus circumvoisins, tantôt de l'état général du sujet.

Existe-t-il des cicatrices adhérentes comme dans nos deux observations de luxations post-typhiques ou bien des fistules anciennes ayant donné lieu à des productions fibreuses rétractiles, des essais de réduction ne sont même pas à faire.

Le malade est-il atteint d'une infection généralisée non complètement éteinte, il y a danger à entreprendre de suite des manœuvres de réduction, si elles doivent produire une déchirure musculaire ou un traumatisme articulaire.

Comme le montre notre observation IV, on peut réchauffer une arthrite guérie en apparence.

La question est peut-être discutable dans la tuberculose.

Dans une série de travaux, M. Kirmisson a soutenu ou fait soutenir l'idée qu'il faut réduire par des manœuvres de douceur les luxations secondaires au début de la coxalgie. Les résultats immédiats sont, en effet, satisfaisants, et il paraît prouvé que ces dislocations peuvent se réduire et se maintenir, malgré la méconnaissance actuelle des résultats éloignés et du mode de guérison des enfants sur qui ces réductions ont été opérées.

D'après l'enseignement de M. Nové-Josserand, il faut envisager cette question avec beaucoup de réserve. Si

la luxation est reconnue assez tôt, pour qu'une légère
traction suffise à la réduire, il semble bien que les risques
à courir ne soient pas très considérables. Mais si le déplacement est ancien, si les adducteurs rétractés doivent
être déchirés, si le traumatisme articulaire doit être tant
soit peu sérieux, nous croyons qu'il vaut mieux s'abste-
nir de toute tentative de réduction. Nous connaissons,
en effet, deux cas du service de M. Nové-Josserand, où
les enfants sont morts : l'un de méningite, l'autre de suppuration péri-articulaire diffuse, après des manœuvres
de réduction très modérées, ayant nécessité cependant
la rupture des adducteurs.

Le danger de ces manœuvres paraît bien plus grand
au début de la coxalgie, alors que la maladie est encore à
la phase virulente, que ne l'est le redressement forcé fait
tardivement sur une articulation déjà en grande partie
comblée par du tissu fibreux.

Nous concluerons donc que la réduction par la méthode
non-sanglante est l'intervention de choix, toutes les fois
que son application ne doit pas constituer un danger.
Mais dans ce dernier cas, on y renoncera d'autant plus
facilement que, chez les enfants un peu grands, ses résultats ne sont pas aussi parfaits qu'on pourrait le croire
de prime abord.

Faut-il, si la réduction non-sanglante échoue, en venir
à la réduction sanglante ? Celle-ci constituera toujours
une opération grave. Le résultat qu'elle est susceptible
de donner semble être peu supérieur, sinon inférieur, à
celui que donnent certaines méthodes palliatives.

En effet, le raccourcissement persiste assez fort, la raideur est toujours assez prononcée ; on peut avoir de l'an-

kylose, et le résultat fonctionnel est par conséquent presque toujours défectueux.

La réduction sanglante nous paraît donc être une opération à délaisser, à moins d'indication particulière.

Nous croyons qu'à défaut de la réduction non-sanglante, une opération palliative est préférable.

Certaines interventions palliatives sont pour ainsi dire de nécessité.

Ainsi, la persistance de douleurs résultant de compressions nerveuses, peut imposer la résection de la tête fémorale.

La fracture accidentelle du col ou de la diaphyse durant les manœuvres de réduction, doit être prise comme un pis aller au même titre qu'une transposition pure et simple quand la réduction échoue.

Mais, exception faite de ces cas, lorsque on peut, de parti pris, choisir une de ces interventions, il semble que la discussion ne puisse se poser qu'entre la transposition antérieure et l'ostéotomie sous-trochantérienne.

La première semble théoriquement supérieure ; elle corrige la déformation à son centre, fait disparaître la saillie disgracieuse de la hanche et surtout permet d'obtenir de meilleures conditions statiques pour le fonctionnement du membre.

En effet, le fémur déplacé en avant, se trouve ramené à peu près sur sa ligne statique normale, au lieu de s'articuler dans une région postérieure qui le porte à faire de l'ensellure et à exagérer sa flexion.

De plus, on peut mettre le fémur en abduction sur le bassin et faciliter ainsi un appui osseux qui rendra la marche plus facile.

Ces avantages théoriques se voient-ils en pratique ?

Les faits que nous avons pu rassembler ne nous permettent pas de répondre d'une manière positive. Nous n'avons que deux cas de transposition et, dans celui qui nous est personnel, le résultat n'est pas supérieur à celui des faits d'ostéotomie que nous avons rapportés, ni au point de vue de la forme, ni au point de vue de la fonction.

Le raccourcissement, la claudication, l'étendue des mouvements semblent à peu près équivalents, mais nous reconnaissons que l'évolution ultérieure pourrait faire apparaître encore quelques-uns des avantages de la transposition.

C'est donc une question qui ne se tranchera qu'avec de nouveaux faits et après une observation plus longue.

CONCLUSIONS

I. — Les luxations pathologiques de la hanche se distinguent en deux variétés : les luxations par destruction des surfaces osseuses et les luxations par altération des parties molles.

Dans les premières, dues surtout à l'ostéomyélite et à la tuberculose, l'usure et la déformation des os est le fait principal.

Dans les secondes, qui peuvent se rencontrer à la suite de toutes les maladies infectieuses, le déplacement résulte, d'après nos expériences, d'une arthrite qui ramollit ou détruit les liens fibreux de l'articulation, et le fibro-cartilage qui entoure le cotyle. L'épanchement liquide séreux ou purulent dans l'articulation peut avoir une certaine influence.

Il y a probablement aussi, dans quelques cas, un peu d'évasement du cotyle osseux.

Il se produit après la luxation des altérations secondaires analogues à celles qu'on observe à la suite des luxations traumatiques.

II. — A part leur mode de début qui est, tantôt lent et progressif (luxations par destruction), tantôt brusque (luxations soudaines), et sans qu'il y ait des signes bien précis d'arthrite (luxations spontanées), les luxations ne présentent pas de particularités notables au point de vue clinique et leur diagnostic est généralement facile.

III. — Au point de vue du traitement, il faut distinguer les luxations par destruction osseuse et les luxations par altération des parties molles.

Dans les premières, la réduction est impossible. La transposition en avant de la tête ou du trochanter (Lorenz-Calot) n'a pas donné jusqu'ici de résultats probants. La correction de l'attitude vicieuse par l'ostéotomie sous-trochantérienne, semble être le meilleur traitement.

Dans les secondes, la réduction est possible et a été obtenue même après plusieurs mois.

On doit chercher à l'obtenir par des manœuvres analogues à celles qui sont employées dans le traitement des luxations congénitales, et la maintenir par une immobilisation prolongée en abduction.

La réduction n'est suivie d'une restauration fonctionnelle à peu près complète que chez les jeunes enfants.

La réduction sanglante est difficile et non sans dangers. Ses résultats ne sont pas en rapport avec sa gravité ; il faut lui préférer, en cas d'échec ou de contre-indication de la méthode non sanglante, la simple correction de l'attitude vicieuse par la transposition de la tête fémorale en avant ou par l'ostéotomie sous-trochantérienne.

INDEX BIBLIOGRAPHIQUE

ASHBY, On the affections of the joints, which complicate or follow scarlet fever *(Brit. med. journal,* may 22).

BAUR, thèse Halle, 1869.

BERGER, *Bulletin de l'Académie de médecine,* t. XLIV.

BONNET, *Traité thérapeutique des maladies articulaires,* Paris, 1853.

BOYER, *Traité des maladies chirurgicales,* t. IV.

BROCA ET DELANGLADE, *Traité des maladies de l'enfance,* t. V.

BROWN, *in* Virchow et Hirsch, *Jahresbericht,* 1870.

BRUNS ET HONSELL, *Beitrage zür klinische Chirurgie,* vol. XXXIV.

— *Jahresbericht für Chirurgie,* 1898-1899.

CABOCHE, Des luxations subites de la hanche *(Revue d'orthopédic,* 1898).

CALOT, Traitement des luxations pathologiques de la hanche *(Annales d'orthopédie,* 1895).

CAPELLE, voir thèse Champenois.

CARDOT, *De l'ostéomyélite de l'extrémité supérieure du fémur* (th. Paris, 1902).

CHALOCHET, *Anatomie du bassin coxalgique* (th. Paris, 1901).

CHAMBEYRON, *De la luxation spontanée du fémur,* 1834.

CHAMPENOIS, *Des luxations spontanées dans les maladies aiguës* (th. Lille, 1894).

COMBY ET LANNELONGUE, *Ostéomyélite chronique.*

COKINOS, *Déformations de la hanche consécutives aux arthrites suppurées de la première enfance* (th. Lyon, 1903).

COMTE, *Contribution à l'étude du traitement de la luxation congénitale de la hanche* (th. Lyon, 1901).

DEGEZ, *Des luxations subites de la hanche au cours des maladies aiguës* (th. Paris, 1898).

Delens, *Bull. et Mém. de la Société de chirurgie*, 1883.

Delmond, *Lésions du cotyle dans la coxalgie* (th. Paris, 1899).

Desault, *Cours théorique et pratique de clinique externe*, Paris, 1803.

Dhourdin, thèse Paris, 1883.

Didier, *Des luxations pathologiques consécutives aux arthrites rhumatismales aiguës* (th. Paris, 1880).

Dittel, Ueber Reposition secondarer Luxationen in Hüftegebuk *(Wien. med. Jahrb.*, XII).

Dolbeau, *Leçon clinique*, 1864.

Fabre, *Luxations en avant dans la coxalgie* (th. Paris, 1902).

Fiorani, Un cas de luxation après la grippe *(Arch. die Orthopédie).*

Forgue et Maubrac, *Des luxations pathologiques, leur pathogénie*, 1886.

Franz Seitz, voir observation traduite *in* Champenois.

Friedheim, *Sur la luxation spontanée post-typhique* (th. Berlin, 1885).

Gayet, De la reposition sanglante dans les luxations irréductibles de la hanche *(Revue de chirurgie*, 1902).

Gerhardt, Zur Geschichte der rhumatoiden Erkrankungen *(Charite Annalen*, t. KIV).

Gibert, thèse Paris, 1859.

Girard, thèse Paris, 1893.

Giraudet, *Lésions du cotyle et de l'iléon dans la coxalgie* (th. Paris, 1903).

Graff, De la luxation spontanée de la hanche *(Zeitschrift für Chirurgie*, t. XLVII).

Guterbock, *Archiv. f. klin. Chir.*, t. XVI.

Hartmann, Luxation spontanée au cours d'une coxite aiguë *(Revue de chirurgie*, 1894).

Hennoch, *Charite Annalen*, pp. 631-648.

Hoffa, *Traitement des raideurs des membres.*

Humbert de Morlan et Jacquier, *Sur la manière de réduire les luxations spontanées*, Paris, 1883.

Huter, *Klinik der Gelenkrankheiten.*

Jeschinsky, thèse Halle, 1869.

Jouon, thèse Paris, 1901.

Karewsky, *Die Chir. Erkrankungen des Kindesalten,* 1894.

Kental Franks, *Academy of medecine in Ireland,* 1889, vol. II.

Korte et Vôlkel, *Gelenkeiterung nach acutem Gelenkrheu-
    matismus.*

Kirmisson, *Revue d'Orthopédie,* 1892.

    — Voir thèse de Champenois, Joüon.

Krœnlein, *Arch. für klin. Chir. supp.,* t. XXI, p. 313.

Kummer, La luxation coxo-fémorale dite spontanée *(Revue de
    chirurgie,* 1898).

Larrey, *Cliniques chirurgicales,* p. 221.

Lannelongue, *Coxo-tuberculose,* Paris, 1886.

    — *Ostéomyélite de croissance,* mémoire à l'Académie,
    1879.

Leclerc, Luxation pathologique après la typhoïde *(Revue de
    chirurgie,* 1891).

Lévèque, thèse de Lyon, 1895.

Le Guichaoua, *Des variétés rares de la luxation spontanée
    dans la coxalgie* (th. Paris, 1901).

Lesauvage, *Arch. gén. de médecine,* 1835.

Lorinser, *Schmit's Jahrbücher,* t. LXXXI.

Lorenz, Du traitement des luxations spontanées *(Congrès de
    Rome,* 1894). *Ueber die Heilung der augeborenen Hü-
    ftgelenksverrenkung durch unblutige Einrenkung und
    fonctionnelle Belastung,* 1900.

    — voir *Zeitschrift f. orthopedische Chir.,* t. IX.

Maisonneuve, *De la coxalgie.*

Martin et Collineau, *Traité de la coxalgie,* 1865.

Nélaton, *Traité de chirurgie de Duplay et Reclus.*

Nové-Josserand, Luxations congénitales traitées par la ré-
    duction non sanglante *(Bull. Soc. de Chir. de Lyon,*
    1900, III, 194).

Nové-Josserand, De la radiographie dans le diagnostic et le

traitement au début de la coxalgie *(Province médicale*, Lyon, 1899).

OLLIER, *Traité des résections.*

PAHR, Ueber blutige Reposition von pathologischen und veralteten traumatischen Luxationen des Hüftgelenkes Erwachsenen *(Deutsche Zeitschrift für Chirurgie,* t. LVII).

PETIT ET PARISE, Recherches sur le mécanisme des luxations spontanées *(Arch. gén. de médecine,* t. XIV).

RECLUS, Des luxations paralytiques du fémur *(Revue de médecine et de chirurgie,* 1878).

ROSER, *Eine neue Ursage f. Spontanluxationen.*

— *in* Virchow et Hisch., 1885, II, p. 328.

RUCH, Zwer Fülle von Spontanluxation des Hüftgelenks nach acuten Gelenk Rheumatismus *(Deutsche Zeitschrift f. Chir.,* 1892).

SABATIER, *Mémoires de l'Académie royale de chirurgie,* 1774.

SAINTON, *Revue d'Orthopédic,* 1892.

SCHOTTEN, voir thèse Jeschinsky.

SEDILLOT ET GROSS, *Dictionnaire Dechambre,* art. LUXATIONS SYMPTOMATIQUES, 1869.

SONNENBURG, *Arch. f. klin. Chir.,* t. XXXII.

STROMEYER, *Handb. der Chir.,* Bd. I.

TRENEL, *Du traitement non sanglant de la luxation congénitale de la hanche et de ses résultats éloignés* (th. Lyon, 1903).

VERNEUIL, *Bulletin et Mémoire de la Société de chirurgie de Paris,* 1883.

VOLKMANN, *Deutsche Chirurgic.*

VŒLKEL, Ein unicum von acutem Gelenkrheumatismus *(Berl. klin. Woch.,* 1881).

WEIL, Une luxation spontanée post-typhique *(Centralblatt f. Chirurgie,* 1878).

VINCENT, thèse de Paris, 1870.

TABLE DES MATIÈRES

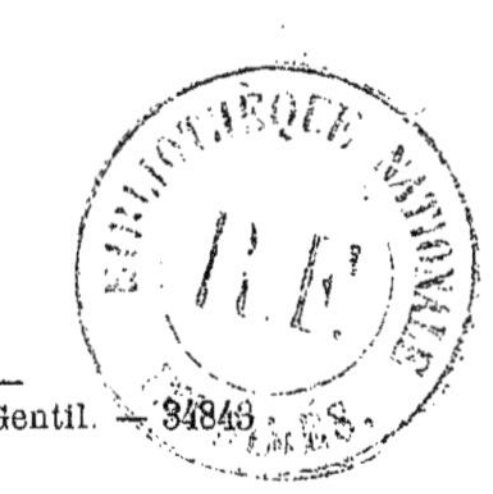

Lyon. — Imp. A. Rey, 4, rue Gentil. — 34843

www.ingramcontent.com/pod-product-compliance
Ingram Content Group UK Ltd.
Pitfield, Milton Keynes, MK11 3LW, UK
UKHW022316070726
13614UKWH00002B/778